Hefte zur Unfallheilkunde
Beihefte zur Zeitschrift „Der Unfallchirurg"

Herausgegeben von:
J. Rehn, L. Schweiberer und H. Tscherne

196

A. Biewener   D. Wolter

Komplikationen in der Unfallchirurgie

Computergestützte Datenanalyse über einen
Fünfjahreszeitraum

Mit 23 Abbildungen und 165 Tabellen

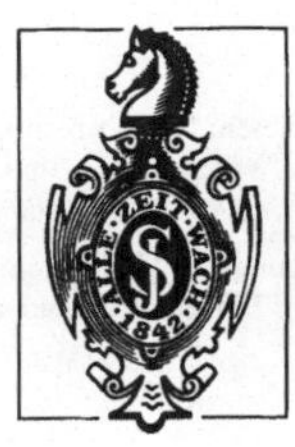

Springer-Verlag
Berlin Heidelberg New York
London Paris Tokyo

Reihenherausgeber

Prof. Dr. Jörg Rehn
Mauracher Straße 15, D-7809 Denzlingen

Prof. Dr. Leonhard Schweiberer
Direktor der Chirurgischen Universitätsklinik München-Innenstadt
Nußbaumstraße 20, D-8000 München 2

Prof. Dr. Harald Tscherne
Medizinische Hochschule, Unfallchirurgische Klinik
Konstanty-Gutschow-Straße 8, D-3000 Hannover 61

Autoren
Dr. Angelika Biewener
Prof. Dr. Dietmar Wolter

Abt. für Unfall-, Wiederherstellungs- und Handchirurgie
Allgemeines Krankenhaus St. Georg
Lohmühlenstraße 5, D-2000 Hamburg 1

ISBN-13: 978-3-540-50004-9   e-ISBN-13: 978-3-642-73881-4
DOI: 10.1007/978-3-642-73881-4

CIP-Kurztitelaufnahme der Deutschen Bibliothek.
Biewener, Angelika:
Komplikationen in der Unfallchirurgie : computergestützte Datenanalyse über e. Fünfjahreszeitraum / A. Biewener ;
D. Wolter. – Berlin ; Heidelberg ; New York ; London ; Paris ; Tokyo : Springer, 1989
 (Hefte zur Unfallheilkunde ; 196)

NE: Wolter, Dietmar:; GT

Dieses Werk ist urheberrechtlich geschützt. Die dadurch begründeten Rechte, insbesondere die der Übersetzung,
des Nachdrucks, des Vortrags, der Entnahme von Abbildungen und Tabellen, der Funksendung, der Mikroverfil-
mung oder der Vervielfältigung auf anderen Wegen und der Speicherung in Datenverarbeitungsanlagen, bleiben,
auch bei nur auszugsweiser Verwertung, vorbehalten. Eine Vervielfältigung dieses Werkes oder von Teilen dieses
Werkes ist auch im Einzelfall nur in den Grenzen der gesetzlichen Bestimmungen des Urheberrechtsgesetzes der
Bundesrepublik Deutschland vom 9. September 1965 in der Fassung vom 24. Juni 1985 zulässig. Sie ist grundsätzlich
vergütungspflichtig. Zuwiderhandlungen unterliegen den Strafbestimmungen des Urheberrechtsgesetzes.

© Springer-Verlag Berlin Heidelberg 1989

Die Wiedergabe von Gebrauchsnamen, Handelsnamen, Warenbezeichnungen usw. in diesem Buch berechtigt auch
ohne besondere Kennzeichnung nicht zu der Annahme, daß solche Namen im Sinne der Warenzeichen- und
Markenschutz-Gesetzgebung als frei zu betrachten wären und daher von jedermann benutzt werden dürften.

Produkthaftung: Für Angaben über Dosierungsanweisungen und Applikationsformen kann vom Verlag keine
Gewähr übernommen werden. Derartige Angaben müssen vom jeweiligen Anwender im Einzelfall anhand anderer
Literaturstellen auf ihre Richtigkeit überprüft werden.

2124/3140-543210 – Gedruckt auf säurefreiem Papier

Vorwort

In der Klinik ist die Qualitätskontrolle seit jeher eine Pflicht gewesen. Erleichtert wird diese Aufgabe heute durch moderne Dokumentations- und Auswertungssysteme.

Einen einfachen Maßstab für die Qualitätsbeurteilung und -sicherung stellen dabei die laufende Dokumentation der Komplikationen, ihre Analyse und die sich daraus ergebenden klinischen Maßnahmen dar. Dieses System der wöchentlichen Dokumentation der Komplikationen im Rahmen der Abteilungskonferenz geht auf die chirurgischen Lehrmeister, Prof. Allgöwer in Basel und Prof. Burri in Ulm, zurück.

Die ausführliche Analyse des ersten Fünfjahreszeitraums war schwierig und zeitaufwendig, da einerseits die Aufstellung eines eigenen Programms für die Computerbearbeitung notwendig, andererseits die sorgfältige Auswertung der Krankengeschichte zeitaufwendig war.

Man kann davon ausgehen, daß die aufgetretenen Komplikationen weitgehend vollständig erfaßt wurden, da die wöchentliche Dokumentation immer mit allen Mitarbeitern erfolgte.

Das Ziel dieser Arbeit war, für die eigene Klinik eine laufende Kontrolle zu erhalten. Dabei konnte festgestellt werden, daß eine zunehmende Erfahrung und verbesserte Organisation zu einer Abnahme der Komplikationen führte. Dies deckt sich auch mit Erkenntnissen aus anderen Studien.

Unser Beitrag soll eine Diskussionsanregung sein, wobei im Vergleich mit anderen Kliniken unsere Zahlen teilweise über dem Durchschnitt liegen werden, da die ersten 5 Jahre z.T. noch durch die Aufbauarbeit charakterisiert waren.

Die Auflistung der Komplikationen wurde bis zum heutigen Zeitpunkt weitergeführt, und wir hoffen, daß 1989/90 auch die zweite Fünfjahresperiode vorgelegt werden kann.

Wir halten die wöchentliche Dokumentation von Komplikationen und ihre Analyse für eine einfache Methode zur abteilungsinternen Qualitätskontrolle, die auch hilft, schnell und kurzfristig Fehlentwicklungen zu erkennen und zu beseitigen.

Allen, die am Zustandekommen dieser Arbeit geholfen haben, möchten wir an dieser Stelle herzlich danken.

Unser besonderer Dank gilt Herrn Prof. Dr. W.P. Heilmann für die Bereitstellung des Arbeitsplatzes am Rechner des Instituts für Strahlentherapie, Herrn Mathematiker Langheim für die Erstellung des Computerprogramms und Herrn Dr. Ch. Jürgens für seine Hilfe bei der Herstellung der Computergraphik.

Frankfurt/Hamburg, Herbst 1988

Angelika Biewener
Dietmar Wolter

Inhaltsverzeichnis

1 Einleitung

Im klinischen Bereich ist die Qualitätskontrolle leichter gefordert als verwirklicht, entgegen den Qualitätskontrollen in der Labormedizin, wo Meßwerte verglichen werden. Sie bedeutet u. a. eine Überprüfung der Wirksamkeit und eine interne Selbstkontrolle des eigenen ärztlichen Handelns.

"Qualitätskontrolle" beinhaltet einerseits eine Qualitäts*beurteilung,* andererseits eine Qualitäts*sicherung.*

Die Qualitätsbeurteilung enthält 2 Phasen:

1. die direkte Beurteilung der ärztlichen Leistung
   - durch Visiten,
   - Klinikbesprechungen, Konsile etc.;
2. die retrospektive Beurteilung — anhand von Krankenakten und Nachuntersuchungen.

Die retrospektive Beurteilung ermöglicht eine Kontrolle der Krankheitsverläufe, die oft langwierig sind und sich über Jahre erstrecken. Es stehen alle erreichbaren Informationen zur Verfügung.

Die Qualitätssicherung zielt auf eine Verbesserung der medizinischen Versorgung.

W. van Eimeren (1977) definiert die Qualität folgendermaßen: "Qualität" ist das "Erreichte im Verhältnis zum Machbaren, bezogen auf die Menge des Gewünschten".

Im Krankenhausbereich ist Qualität abhängig von

- den finanziellen Bedingungen,
- der technischen Ausrüstung,
- dem organisatorischen Geschick,
- der Zahl und Qualifikation des Personals.

Im Rahmen einer operativen Tätigkeit liegt das Auftreten von Komplikationen im Risikobereich des jeweiligen Eingriffs. Ziel ist das Verhindern der vermeidbaren und die rasche Erkennung und Behandlung der unvermeidbaren Komplikationen.

Die deutsche Studie zur Qualitätssicherung in der Chirurgie (SCHEGA 1980) wählte aus dem Teilgebiet Unfallchirurgie lediglich Patienten mit der Diagnose Oberschenkelhalsfraktur aus (übrige Diagnosen: Cholezystitis, Cholelithiasis, Leistenhernie und ab 1983 aortoiliakale Arterienverschlüsse). Beteiligt waren 12 Kliniken aus Nordrhein-Westfalen und 2 außerhalb dieses Bundeslandes. Aufgestellt wurden sog. Klinikprofile, die dem Kliniker die Abweichungen von akademischen oder statistischen Standards aufzeigen sollten.

Ziel dieser Arbeit ist das Aufzeigen aller in der Abteilung für Unfallchirurgie, Wiederherstellungs- und Handchirurgie des Allgemeinen Krankenhauses St. Georg in Hamburg in der Zeit vom 1.1.1979 bis zum 31.12.1983 aufgetretenen Komplikationen und deren Analyse.

Die Absicht dabei ist, daß durch eine retrospektive Betrachtungsweise mit einer kritischen Beurteilung des eigenen Tuns das Lösen aufgezeigter Probleme erleichtert wird. Aus dieser Kenntnis wird sich letztlich eine Verbesserung ergeben können, da gesicherte Angaben über Häufigkeit von Zwischenfällen und Komplikationen dieser Klinik vorliegen.

2 Material und Methode

2.1 Klinik

Das Allgemeine Krankenhaus St. Georg ist das zentrale Krankenhaus der Stadt Hamburg. Die Einführung von Teilgebieten der Chirurgie in die Weiterbildungsordnung für Ärzte erfolgte 1968 durch die Bundesärztekammer. Eine wegweisende Entscheidung der Gesundheitsbehörde war es, hier 1979 eine unfallchirurgische Abteilung einzurichten. Die Abteilung für Unfall-, Wiederherstellungs- und Handchirurgie, II. Chirurgische Klinik, wird von Prof. Dr. D. Wolter seit dem 1.1.1979 geleitet.

Schwerpunkte der Unfallchirurgischen Abteilung

1. Umfassende Versorgung von Unfallverletzten aller Schweregrade zu jeder Tages- und Nachtzeit

Sachgerechte Behandlung von Verletzungen der Extremitäten, des Thorax und Abdomens, von Schädel-Hirn-Traumen, Wirbelsäulenverletzungen, einschl. spinaler Schädigungen.

Operative Rekonstruktionen bei Gefäß- und Nervendurchtrennungen, auch mit mikrochirurgischen Verfahren.

Akutversorgung Schwerstbrandverletzter.

2. Wiederherstellungschirurgie

Unfallspätfolgen bedürfen besonderer operativer Techniken; zu nennen sind hier beispielsweise Umstellungsosteotomien, Bandersatzplastiken u.a.

Die weitere Behandlung Brandverletzter erfordert die Anwendung aller Hautersatzverfahren.

3. Endoprothetischer Gelenkersatz

Fortführung der durch Prof. Buchholz begonnenen Tradition der Gelenkersatzchirurgie bei schweren degenerativen arthrotischen Erkrankungen älterer Menschen (einfache Hüftprothese, totale Hüftgelenkendoprothese, totale Kniegelenkendoprothese, Schlittenprothese, Schulterprothese).

4. Handchirurgie

Seit 1. September 1980 ist K. Fischer Leiter der Sektion. Akut und aufgeschobene Versorgung aller Handverletzungen, auch unter Anwendung plastischer und mikrochirurgischer Techniken. Weiteren Raum nimmt die operative Behandlung degenerativer Erkrankungen (Daumensattelgelenkarthrose, M. Dupuytren etc.) ein.

4

5. Tumorchirurgie des Bewegungsapparates

Im Rahmen des onkologischen Schwerpunktes des Allgemeinen Krankenhauses St. Georg unter Anwendung von Verfahren wie Verbundosteosynthese und prothetischem Teilersatz.

Struktur und Organisation

Das Allgemeine Krankenhaus St. Georg ist ein akademisches Lehrkrankenhaus. Der unfallchirurgischen Abteilung stehen insgesamt 130 Betten zur Verfügung.

Eine Unfallnotaufnahme ist rund um die Uhr mit einem Oberarzt, einem Arzt für Chirurgie, und 2 Assistenzärzten in der chirurgischen Weiterbildung besetzt.

Polytraumen werden in einem eigens hierfür ausgerüsteten Raum aufgenommen. Der Behandlungsablauf besteht in einer interdisziplinären Diagnostik (Chirurgie, Anästhesie, Neurologie, Radiologie etc.), die ineinandergreifend abläuft.

Für dringliche Operationen (Schuß-, Stichverletzungen des Abdomens, Thorax, Schädelverletzungen etc.) steht ein Notfalloperationssaal bereit.

Weiter stehen der unfallchirurgischen Aufnahme 6 Akutbetten zur Verfügung.

Die Klinik hat die Paragraph-6-Verfahrenszulassung. In der Berufsgenossenschaftlichen Ambulanz erfolgt die Nachsorge und Betreuung der Patienten über den stationären Aufenthalt hinaus.

Mitarbeiter

Leitender Arzt der Klinik,
3 Oberärzte, 13 Assistenzärzte.

2.2 Leistung (1.1.1979–31.12.1983)

Zusammengestellt wurde die Leistung aus den Operations- und Aufnahmebüchern von 1979 bis 1983. Berücksichtigt wurden die im Untersuchungszeitraum durchgeführten Operationen und Eingriffe der unfallchirurgischen Abteilung (Tabelle 1).

2.3 Qualitätskontrolle

Im Rahmen der klinikinternen Qualitätssicherung führen wir seit 1.1.1979 zur direkten Kontrolle eine *wöchentliche Komplikationsbesprechung und Dokumentation* durch (Abb. 2).

1. Daraus erfolgt die Möglichkeit einer sofortigen Erkennung von Komplikationstendenzen und davon abgeleitet die Notwendigkeit, diesen entgegenzuwirken.
2. Daraus erfolgt die retrospektive Beurteilung aller Fälle durch die vorliegende Komplikationsstudie. Die Aussage beschränkt sich auf den Zeitraum des stationären Aufenthalts, da nur während dieses Teils der Behandlung eine Bewertung des Verlaufs sicher möglich ist.

Tabelle 1. Durchgeführte Operationen und Eingriffe der Unfallchirurgischen Abteilung vom 1.1.1979 bis 31.12.1983 (*OS* Oberschenkel, *OA* Oberarm, *UA* Unterarm, *US* Unterschenkel)

	1979	1980	1981	1982	1983
Osteosynthesen bei Frakturen, Fehlstellungen, Osteotomien usw.:					
Wirbelsäule	13	25	16	21	73
Sternum	—	—	—	—	1
Schultergürtel	34	28	32	32	30
Humeruskopf	25	19	12	19	15
Humerusschaft	30	19	20	13	17
Radius	41	35	40	39	46
Ulna	17	20	19	20	18
Ellengelenk	43	51	36	50	60
Handchirurgische Operationen mit Knochen-, Sehnen- und Nervenversorgung	62	83	90	154	154
Becken (einschl. zentraler Hüftluxation)	6	8 (2)	3	15 (3)	14
Schenkelhals	21	15	3	4	8
Sub- und pertrochanterer Oberschenkel	52	65	53	57	55
Oberschenkelschaft	18	19	42	33	19
Oberschenkel distal	18	10	10	11	10
Patella	20	9	18	21	24
Tibiakopf	27	31	30	23	28
Tibiaschaft	57	50	57	51	49
Pilon tibial	17	14	14	5	9
OSG	227	124	128	126	155
Fuß	19	22	12	17	35
Verbundosteosynthese	20	12	13	23	21
Umstellungsosteotomien an langen Röhrenknochen	25	14	5	10	2
Pseudarthrosen	15	21	28	37	12
Andere Osteotomien	1	—	4	3	9
Prothesen:					
Einfache Hüftgelenkendoprothese	6	22	27	29	21
Totale Hüftgelenkendoprothese	147	101	141	142	129
Totaler Hüftgelenkendoprothesenwechsel	9	9	8	8	2
Patellagleitlager	5	3	6	8	2
Schlittenprothese	15	25	20	21	21
Totale Kniegelenkendoprothese	1	1	4	2	6
Fingerprothese	—	—	7	3	—
Totale Schulterprothese	—	1	—	3	6
Totale Humerusprothese	—	—	—	—	1

Tabelle 1. (Fortsetzung)

	1979	1980	1981	1982	1983
Humerusteilersatz	–	–	–	–	1
Femurteilersatz					
(Beckenteilersatz)	–	(1)	3	1	–
Tibiateilersatz	1	1	–	–	–
Knieprothesenwechsel	1	–	1	–	2
Operationen an Gelenken,					
Bändern, Sehnen, Nerven:					
Kniegelenkarthrotomien,					
Meniskusoperationen,	108	95	85	93	141
Kniebänder	42	42	32	47	59
Andere Bänder	44	59	56	67	34
OSG-Bänder	47	58	68	61	54
Fuß	15	17	9	15	13
Arthroskopie	80	83	62	82	67
Nervenoperationen-					
Lyse-Naht	9	25	34	50	49
Sehnenoperationen	61	67	68	79	65
Operationen bei Tumoren:					
Weichteiltumoren	9	14	25	11	36
Knochentumoren	36	33	53	26	12
Probeexzisionen	40	24	15	39	17
Neurotraumatologische					
Eingriffe:					
Schädeltrepanationen,					
Schädeldachplastiken	25	23	20	20	20
Laminektomien	–	14	10	5	16
Thorakotomien	4	15	4	10	12
Arthrodesen	10	6	6	–	23
Amputationen	13	25	21	29	23
	(1 US)	(3 OS, 5 US)	(11 US, OS)	(4 OS, 3 US, 3 OA)	(1 OS, 3 US, 2 OA, 1 UA)
Plastische chirurgische					
Eingriffe (Spalthaut-,					
Vollhautdeckungen, Ver-					
schiebeplastiken u.a.)	56	63	65	110	124
Metallentfernungen	274	352	419	385	356
Gefäßoperationen					
(arterielle)	4	12	5	5	6
Muskelhernien	2	5	–	3	3
Drahtextensionen	68	43	73	85	90
Untersuchungen in					
Narkose	40	46	40	21	13

Tabelle 1. (Fortsetzung)

	1979	1980	1981	1982	1983
Mobilisation in Narkose	31	20	10	9	10
Reposition in Narkose	10	20	2	3	11
Hämatomausräumung	27	28	25	34	19
(davon Punktionen)	(7)	(8)	(5)	(10)	(2)
Punktionen großer Gelenke (überwiegend Knie)	136	69	60	67	64
Andere Weichteileingriffe	6	10	–	3	11
Spongiosa- und kortiko-spongiöse Spanentnahmen	56	53	81	99	114
Tracheotomien	24	7	6	13	8
Abdominelle Lavagen	54	33	22	29	32
Laparotomien bei stumpfem Bauchtrauma, Milzrupturen, Leberverletzungen, Mesenterialwurzelverletzungen, Stichverletzungen u.a.	37	35	27	23	23
Operative Versorgungen nach Schußverletzungen, große abdominelle und Extremitäteneingriffe	7	2	2	6	4
Andere (Knocheneingriffe)	8	14	9	3	15
Thoraxdrainagen	67	44	41	63	83
Pleurapunktionen	9	33	19	20	24
Herzbeutelpunktionen	1	–	–	–	–
Mediastinaldrainagen	–	–	–	1	–
Aseptische Weichteileingriffe	10	17	19	21	17
Operative Versorgung von Nahtinsuffizienzen	8	10	13	21	5
Operationen der septischen Chirurgie, große Eingriffe am Knochen (Sequesterotomien, Fixateur externe, Gelenkempyem usw.)	29	75	56	77	54
Operationen der septischen Chirurgie, kleine Eingriffe am Knochen	5	9	8	3	14
Septische Weichteileingriffe (Abszeßspaltungen, Wundrevisionen, Spüldrainagen, Bursektomien usw.)	63	48	52	46	57
Große Wundversorgung bei stationär verbliebenen Patienten	192	258	238	250	242

Tabelle 1. (Fortsetzung)

	1979	1980	1981	1982	1983
Venenzugänge, Venae sectio und zentrale Venenkatheter	88	31	25	22	7
Halofixateur (und Crutch-field-Zange)	—	6	7	1	17

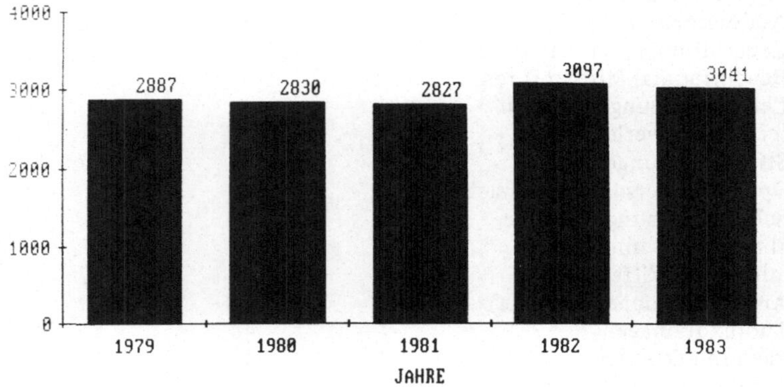

Abb. 1. Die Summe der operativen Eingriffe (Unfallchirurgie) im Beobachtungszeitraum 1.1.1979–31.12.1983 am Allgemeinen Krankenhaus St. Georg

Tabelle 2. Anzahl der durchgeführten Gipsverbände und weiterer stützender Verbände in den Jahren 1979 bis 1983

Jahr	Große Verbände	Mittelgroße Verbände	Kleine Verbände	Gesamt
1979	1 048	1 125	4 213	6 386
1980	1 483	797	5 352	7 632
1981	1 669	404	4 401	6 474
1982	1 491	1 299	3 239	6 029
1983	1 315	916	3 510	5 741
				32 262

2.4 Richtlinien

Voraussetzung

Bereitstehen eines leistungsfähigen Operationsteams über 24 h mit einerseits erfahrenen Operateuren und andererseits speziell geschultem Pflegepersonal auch nachts. Gute instrumentelle Ausrüstung.

Indikation

Überprüfen des Verhältnisses, der zum operativen Eingriff Anlaß gebenden Gesamtsituation, zum Schwierigkeitsgrad der Behandlung und der Nebenwirkungen.

Vorbereitung des Patienten zur Operation

Präoperative Kontrolle anhand einer Checkliste (s. S. 10–11). Diese Checkliste wird als erste Information für die Station auch postoperativ eingesetzt.

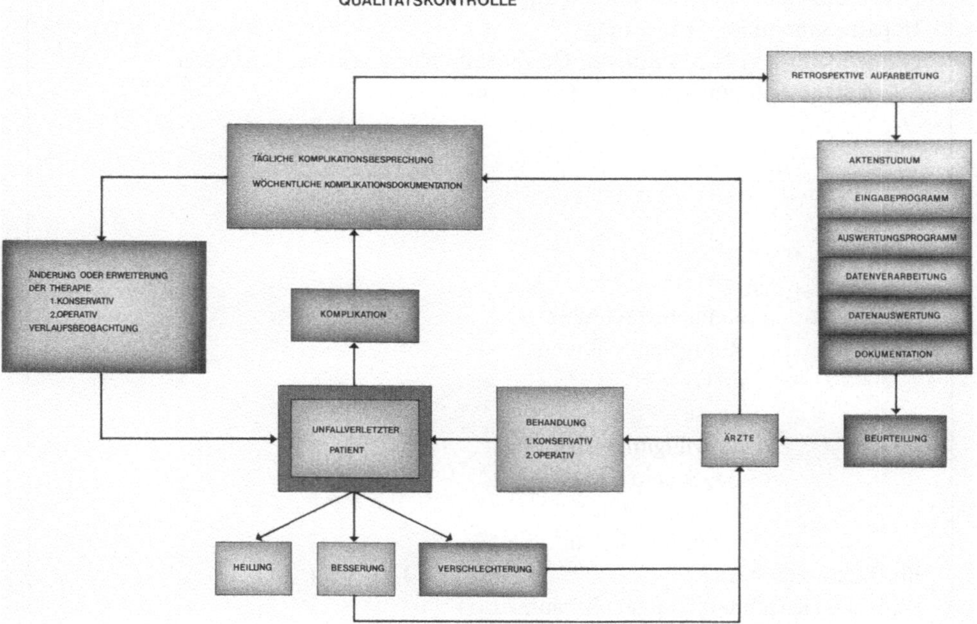

Abb. 2. Ablauf der klinikinternen Qualitätskontrolle

Präoperative Checkliste

Datum, Name, Vorname, Geburtsdatum

Nüchtern
Blasenentleerung
Blasenkatheter (z.B. bei Beckenfrakturen,
                Symphysensprengungen, Inkontinenz,
                größeren Eingriffen)
Rasur des Op.-Gebietes
Nägel-, Fuß- und Handreinigung, Nabelreinigung
Ganzkörperwaschung, evtl. Vollbad
(vor Prämedikation)
Beine gewickelt
Handoperation — Alkoholverband
Zahnprothesen und Schmuck entfernen
Neues Op.-Hemd (anziehen oder mitgeben)
Heparin subcutan 2 Std. vor Op.
Prämedikation 1/2—3/4 Std. vor Op.-Beginn oder direkt beim Abholen
Prämedikamentationsschein unterschreiben

Papiere: Krankengeschichte
                Röntgenaufnahmen
                EKG
                Kurve
                Einwilligungserklärung
                Op.-Schein 2x
                Blutgruppenkarte
                p. op. Rö.-Schein
Blutkonserven bestellt   nein ( )   ja ( )
Schienen (Kirschner, Kramer, Schaumstoff)

Vorderseite der Checkliste

Operationsdatum

Diagnosen:

1.)
2.)
3.)

OP:

1.)
2.)
3.)

Procedere postoperativ:

Operateur:

Information für die physikalische Therapie:
Belastung:
kg   voll
Bewegung geführt, aktiv, aktiv-passiv
Übungsgrenzen   /   /   /   Grad
Datum:
Arzt:

Rückseite der Checkliste

Prinzipien im Operationssaal für den Arzt und das Pflegepersonal
- *Lückenlose Asepsis*
- Waschen: 5 min mit Betaisodona-Jod-Komplex-Seife oder Satina;
- steriles Abtrocknen;
- Desinfektion 5 min mit Sterilium;
- Kleidung – unsteriler Bereich:
  farblich gekennzeichnete Operationskleidung,
  Spezialschuhe,
  Astronautenmütze,
  Mundschutz,
  Operationssaalschuhe,
- Wechseln von Mundschutz und Mütze nach jeder Operation;
- Wechseln der unsterilen OP-Kleidung bei Durchnässung.
- In bezug auf den Patienten:
  1. Abwaschen des Operationsgebietes mit Äther-Alkohol
     (Entfettung der Haut);
  2. Desinfektion mit 70%igem Alkohol;
  3. Desinfektion mit Jod-Komplex-Tinktur
     - doppelte Tuchabdeckung,
     - sorgfältige Abschirmung zur Anästhesie,
     - Abkleben des Operationsgebietes mit Folie.

- Bei offenen Frakturen wird der erstmalig angelegte Verband erst im Einleitungsraum des Operationssaales abgenommen.
- Keine Blutsperren bei frischen Verletzungen der Extremitäten mit Ausnahme handchirurgischer Operationen.
- Blutsperre an der oberen Extremität nicht über 250 mm Hg und nicht länger als 1,5 h.
- Blutsperre an der unteren Extremität nicht über 350 mm Hg und nicht länger als 1,5 h.
- Intraoperativ verfügbare Röntgendiagnostik.
- Standardisierte Zugänge.
- Angemessene Implantatwahl.
- Verwendung von ausschließlich autologem Knochenmaterial.
- Spannungsfreier Hautverschluß mit monofiler atraumatischer Naht, evtl. Entlastungsschnitte und sofortige Deckung mit Epigard.
- Später Anwendung eines der plastischen Verfahren (Spalthaut-, Vollhauttransplantation, Verschiebe-, Schwenk-, Rotationslappen, Lappen mit mikrovaskulärem oder mikroneurovaskulärem Anschluß).
- Anlage von gut mit Schaumstoff gepolsterten Weichteilgipsverbänden.
- Lagerung der unteren Extremität auf einer Schaumstoffschiene.
- Angabe des Procedere durch den Operateur.

Postoperatives Vorgehen
- Thromboseprophylaxe,
- tägliche Gips- und Verbandskontrolle,
- tägliche Wundkontrolle,
- Frakturkontrolle – Röntgenbild,

- Krankengymnastik,
- Patientenführung zur Vermeidung von Fehlverhalten.

2.5 Datenverarbeitungsanlage

Hersteller: 11/45 von Digital Equipment unter dem Betriebssystem RSX 11 M 2,3. Es handelt sich um ein interaktives Dialogsystem zur Erfassung und Auswertung klinischer Daten. Programmiersprache: Makro 11 Assembler-Syntax.

2.6 Erfassungsprogramm

Die Menue-Tabelle ist nachfolgend aufgelistet.

Menue-Tabelle

Familienname:	>
Vorname:	>
Geb.-Datum:	>
Geschlecht männlich:	= ML
weiblich:	= WL
keine Angabe:	= –
Eingabe des Geschlechts:	>
Aufnahme-Datum:	>
Entlassungs-Datum:	>
Operationsdatum:	>
Operationsdauer (Std : Min):	>
Narkose-Dauer (Std : Min):	>
Operationsbeginn (Uhrzeit in Std : Min):	>
Indikationen:	
Gesicherte Indikation	= GI
Relative Indikation	= RI
Keine Angabe	= –

Eingabe:
Risikofaktoren (prä- und intraoperativ):
T A F E L "A"

Pat. über 65 Jahre alt	= AL
Mehrfachverletzungen	= MV
Unfallschock	= US
Adipositas	= AD
Kachexie	= KA
Tumorpatienten	= TU
Osteoporose	= OS
Chron. Alkoholabusus	= CA

14

Hautkontusionen   = HK
** andere Risikofaktoren (nächste Tafel) **

Eingabe: *Risikofaktoren*   >
T A F E L "B"

Re-Eingriff   = RE
Notfalleingriff   = NE
Offene Fraktur   = OF
Fieber   = FI
Blutungsneigung   = BL
Anämie   = AN
Klinisch manifeste cardio-pulmonale Risiken   = CP
Sonstige   = SO
Keine Angabe   = —

Eingabe: *Zweiterkrankungen*

Diabetes mellitus   = DM
Hypertonie   = HY
Varikosis   = VA
kardio-vaskuläre Erkrankung   = CV
chronisch-pulmonale Erkrankung   = CP
Harnwegsinfekt   = HA
Chronische Nierenerkrankung   = CN
Chronische Magen-Darm-Erkrankung   = CM
Arterielle Verschlußkrankheit   = AV
Sonstige   = SO
Keine Angabe   = —

Eingabe: *Art der Operation,*
Gruppeneinteilungen

Keine Operation   = GO
Osteosyn. bei Frakturen, Fehlstellungen oberhalb des Beckens   = G1
Osteosyn. bei Frakturen, Fehlstellungen unterhalb des Beckens   = G2
Verbundosteosynthesen, Umstellungsosteotomien,
Pseudarthroseoperationen etc.   = G3
Prothesen   = G4
Operationen an Gelenken, Bändern, Sehnen und Nerven   = G5
Operationen bei Tumoren   = G6
Neurotraumatologische Eingriffe   = G7
Laparotomien   = G8
Thorakotomien   = G9
Hämatomausräumung   = GA
Thoraxdrainagen   = GB
Septische Operationen   = GC

Eingabe des Gruppenindex: >
Keine Operation   = —

Eingabe: *Gruppe 1*

Wirbelsäule   = WI
Sternum   = ST
Schultergürtel   = SC
Humeruskopf   = HK
Humerusschaft   = HS
Radius   = RA
Ulna   = UL
Ellengelenk   = EL
Hand- und fingerchirurgische Operationen mit Knochen-,
Sehnen-, Nervenversorgung   = HF
Sonstige   = SO

Eingabe: *Gruppe 2*

Becken (einschl. zentraler Hüftlux.)   = BE
Schenkelhals   = SH
Sub- und pertrochanterer Oberschenkel   = SP
Oberschenkelschaft   = OS
Oberschenkel distal   = OD
Patella   = PA
Tibiakopf   = TK
Tibiaschaft   = TS
Pilon   = PI
OSG   = OG
Fuß   = FU
Sonstige   = SO

Eingabe: *Gruppe 3*

Verbundosteosynthese   = VB
Umstellungsosteotomien an langen Röhrenknochen   = US
Andere Osteotomien   = OS
Sonstige   = SO

Eingabe: *Gruppe 4*

Einfache Hüftgelenksendoprothese   = EH
Totale Hüftgelenksendoprothese   = TH
Totaler Hüftgelenksendoprothesenwechsel   = HW
Patellagleitlager   = PL
Schlittenprothese   = SP
Totale Knieendoprothese   = TK
Totale Humerusprothese   = HP

16

Humerusteilersatz	= HT
Femurteilersatz, Beckenteilersatz	= FT
Tibiateilersatz	= TT
Knieprothesenwechsel	= KW
Sonstige	= SO

Eingabe: *Gruppe 5*

Meniskus- und Kniegelenksarthrotomien	= MK
Kniebänder	= KB
Andere Bänder	= AB
OSG-Bänder	= OB
Fuß (Gel.)	= FG
Arthroskopie	= AK
Nerven-lyse-naht	= NN
Sehnen-Op.	= SE
Sonstige	= SO

Eingabe: *Gruppe 6*

Weichteiltumoren	= WT
Knochentumoren	= KT
Probeexzisionen	= PE
Sonstige	= SO

Eingabe: *Gruppe 7*

Schädeltrepanationen und -dachplastiken	= ST
Laminektomie	= LA
Sonstige	= SO

Eingabe: *Gruppe 8*

stumpfes Bauchtrauma	= SB
Milzrupturen	= MR
Leberverletzungen	= LE
Mesenterialwurzelverletzungen	= MW
Stichverletzungen	= ST

Eingabe: *Gruppe 9*

Thorakotomien	= TT
Arthrodesen	= AD
Amputationen	= AP
Hautplastiken	= HP
Metallentfernungen	= ME
Gefäß-Op.	= GO
Muskelhernien	= MH
Extensionen	= ET

Untersuchung in Narkose	= UN
Mobilisation in Narkose	= MN
** andere Op. siehe nächste Tafel **	= NT

Menue Tabelle

Eingabe: *Gruppe 9 A*

Hämatomausräumung	= HA
Punktion großer Gelenke	= PG
Reposition in Narkose	= RN
Halo-Fixateur-Anlage	= HF
Abszeßspaltung	= AS
Spongiosa- und Spanentnahme	= SE
Tracheotomien	= TR
Abdominelle Lavagen	= AL
Drahtextensionen	= DR
** andere Op. siehe nächste Tafel **	= NT

Eingabe. *Gruppe 9 B*

Op. nach Schußverletzung, große abdominelle und Extremitäteneingriffe	= SV
Thoraxdrainagen	= TD
Mediastinaldrainagen	= MD
Pleurapunktion	= PP
Herzbeutelpunktion	= HP
Operative Versorgung von Nahtinsuffizienzen	= NJ
Asept. Weichteileingriffe wie Bursektomien etc.	= AW
Venae sectio	= VS
** andere Op. siehe nächste Tafel **	= NT

Eingabe: *Gruppe 9 C*

Op., sept., große Eingriffe am Knochen	= GK
Op., sept., große Eingriffe an Weichteilen	= GW
Große stat. Wundversorgung	= WV
Jugularis-interna-Katheter (Subclaviakatheter)	= JK
Plastische chirurgische Eingriffe	= PC
Op., sept., kleine Eingriffe am Knochen	= KK
Sonstige	= SO

Eingabe:

Rotator-Control:

Exit Rotator Processing:	= EX
Continue Rotator Processing:	= CO
Enter Control Command	>

18

Eingabe: *Op.-unabhängige Komplikationen*

Keine Eingabe:	= –
Sepsis	= SE
Lungenembolie	= LU
Tiefe Becken-Bein-Venenthrombose	= TB
Kardio-pulmonale Komplikationen	= PC
Dekubitus	= DE
Postop. abdominelle Komplikation	= AB
Thrombophlebitis nach Venenpunktion	= TV
Nervenläsion (Druckschaden)	= NL
Sonstige	= SO

Eingabe:	>
Datum des Auftretens der Op.-unabhängigen Komplikation	>
Datum der Re-Op., der Op.-unabhängigen Komplikation	>
Op.-unabhängige Komplikation bis zum Entlassungsdatum?	
Ja	= YE
Nein	= NO
Keine Eingabe	= –

Eingabe:	>
Ende der op.-unabhängigen Komplikation (Datum):	>

Eingabe: *Konservative Behandlung der Komplikation*

Keine Eingabe:	= –
Wundbehandlung	= WB
Peroneusschiene	= PS
Medikamentöse Behandlung	= ME
Spreizgips	= SE
Mobilisation in Narkose	= MN
Reposition in Narkose	= RN
Repositionsversuch in Narkose	= VN
Intensivstation	= IS
Physikalische Therapie	= PT
Sonstige	= SO

Eingabe: *Operative Behandlung der Komplikation A–R*

Amputation	= AM
Blutige Reposition	= BR
Fixateur-externe-Anlage	= FE
Gefäßeingriff	= GF
Gelenkpunktion	= GP
Hämatom-Serom-Punktion	= HP
Hauttransplantation	= HT
Metallentfernung	= ME

Neurolyse	= NY
Patellagleitlagerwechsel	= PW
Pfannenwechsel	= PF
Pleurapunktion	= PP
Prothesenwechsel	= PR
Relaparotomie	= RL
Sonstige	= SO
Keine Eingabe	= –

Eingabe. *Operative Behandlung der Komplikation R–Z*

Reosteosynthse mit Spongiosaplastik	= RM
Reosteosynthese ohne Spongiosaplastik	= RO
Prothesenschaftwechsel	= SC
Spüldrainage	= SD
Thorakotomie	= TT
Verbundosteosynthese	= VB
Weichteilrevision	= WE
Wundrevision	= WU
Sonstige	= SO
Keine Eingabe	= –

Eingabe: *Op.-bedingte Komplikationen A–O*

Keine Angabe	= –
Akute Nachblutung	= NB
Angenähtes Redon	= AR
Freies Palacos	= FP
Gefäßverletzung	= GF
Hämatom	= HT
Hautallergien durch Desinfektionsmittel	= HA
Kompartmentsyndrom	= KO
Lokale Infektion	= LI
Nervenläsion	= NL
Op.-technische Komplikation	= TK
Osteitis	= OS
Sonstige	= SO
Keine Komplikation	= KK

Eingabe: *Op.-bedingte Komplikationen P–Z*

Punktionsbedürftiger Kniegelenkserguß	= PK
Pneumothorax nach Plexusanaesthesie	= PN
Refraktur	= RE
Reluxation	= RX
Sehnenruptur	= SE
Serom	= SR
Tiefe Infektion	= TI

20

Verbrennung durch Diathermie	= VD
Wunddeshiszenz	= WZ
Wundrandnekrose	= WN
Sonstige	= SO
Keine Komplikation	= –

Datum des Auftretens der op.-bedingten Komplikation:	>
Datum der Re-Op., der op.-bedingten Kompl.:	>
Op.-bedingte Kompl. bis zum Entlassungsdatum?	
Ja	= YE
Nein	= NO
Keine Angabe	= –
Ende der op.-bedingten Kompl. (Datum):	>

Eingabe: *Konservative Behandlung der Komplikation*

Keine Angabe	= –
Wundbehandlung	= WB
Peroneusschiene	= PS
Medikamentöse Behandlung	= ME
Spreizgips	= SE
Mobilisation in Narkose	= MN
Reposition in Narkose	= RN
Repositionsversuch in Narkose	= VN
Intensivstation	= IS
Physikalische Therapie	= PT
Sonstige	= SO
Menue-Tabelle	

Eingabe. *Operative Behandlung der Komplikationen A–R*

Amputation	= AM
Blutige Reposition	= BR
Fixateur-externe-Anlage	= FE
Gefäßeingriff	= GF
Gelenkpunktion	= GP
Hämatom-Serom-Punktion	= HP
Hauttransplantation	= HT
Metallentfernung	= ME
Neurolyse	= NY
Patellagleitlagerwechsel	= PW
Pleurapunktion	= PP
Prothesenwechsel	= PR
Relaparotomie	= RL
Sonstige	= SO
Keine Eingabe	= –

Eingabe: *Operative Behandlung der Komplikationen R–Z*

Reosteosynthese mit Spongiosaplastik	= RM
Reosteosynthese ohne Spongiosaplastik	= RO
Prothesenschaftwechsel	= SC
Spüldrainage	= SD
Thorakotomie	= TT
Verbundosteosynthese	= VB
Weichteilrevision	= WE
Wundrevision	= WU
Sonstige	= SO
Keine Angabe	= –

Eingabe: *Verhalten des Patienten* >

Cooperativ	= CO
Nicht cooperativ	= NC
Keine Angabe	= –

Eingabe: >
Dauer der Heparingabe (Tage) =

Eingabe: >
Patient verstorben?

Nein	= NO
Ja	= YE
Keine Angabe	= –

Eingabe: >
Verstorben am: >
Sektion

Ja	= YE
Nein	= NO
Keine Angabe	= –

Eingabe: >

Einzelheiten zur Menuetabelle und Erläuterungen sowie Definitionen

– Eingabe patientengebundener Daten,
– Eingabe von Operations- und Narkosebeginn und -dauer,
– Eingabe der Indikation zur Operation.

Bietet kein anderer Behandlungsweg die gleiche Heilungschance und ist die Toleranz des Patienten nicht eingeschränkt, liegt eine gesicherte Indikation vor (= GI).

In Situationen, in denen die Überlegenheit der Operation begrenzt und die Operationstoleranz infolge von Risikofaktoren oder Zweiterkrankungen gemindert ist, ist die Indikation nur relativ (= RI), z.B. Implantation von totalen Hüftgelenkprothesen bei Koxarthrose.

Eine Kontraindikation besteht, wenn ein inoperabler Befund vorliegt:
- Allgemeinmedizinischer Art (entspricht im Programm der Gruppe G-Null = nicht operierte Patienten).
- Aufgrund eines lokalen Befundes, z.B. bei schweren Weichteilschäden.

Eingabe präoperativer Risikofaktoren, da sie Einfluß auf den weiteren Verlauf und auftretende Komplikationen haben können:

Eingabe von:

1. Alter über 65 Jahren

2. Mehrfachverletzungen:
   In Übereinstimmung mit Tscherne u. Trenz (1977) ist das Syndrom Mehrfachverletzungen definiert als gleichzeitig entstandene Verletzung mehrerer Körperregionen oder Organsysteme, von denen mindestens 1 Verletzung oder das Zusammentreffen mehrerer Einzelverletzungen lebensbedrohlich sein muß.

3. Unfallschock
   - Akrozyanose, kalter Schweiß, Übelkeit, Durst;
   - Blutdruckabfall, Pulsanstieg;
   - verminderte Nierenfunktion.

4. Adipositas:
   - allgemeine Fettsucht infolge zu reichlicher Nahrungs- und Flüssigkeitsaufnahme.

5. Kachexie,

6. Tumorleiden,

7. Osteoporose als Ausdruck schwerer Allgemeinerkrankung verschiedenster Art.

8. Chronischer Alkoholabusus.

Nachweis der genannten Risikofaktoren durch Anamnese und Befund sowie Histologie, Röntgendiagnostik oder ein nuklearmedizinisches Verfahren.

9. Hautkontusion:
   - entstanden durch direkte, stumpfe Druckkräfte infolge Schlag, Stoß, Aufprall, Einklemmung;
   - führt zu: Quetschung der Haut, des subkutanen Fettgewebes und evtl. tieferliegender Strukturen (Weichteilschaden).

10. Reeingriff:
    - Mindestens eine Operation ging bereits voraus. Entweder Zustand nach operativer Stabilisierung einer Fraktur durch eine Osteosynthese oder Zweiteingriff als Materialentfernung.
    - Oder ein weiterführender Eingriff wurde notwendig, bei Zustand nach Operation in der eigenen oder einer anderen Klinik.

11. Notfalleingriff:
   - Entspricht einer absoluten Operationsindikation ohne zeitlichen Aufschub; Operationsvorbereitungen werden ineinandergreifend sofort getroffen (Polytrauma, offene Frakturen, Gelenkfrakturen, große Weichteilverletzungen).

12. Offene Fraktur:
   - Fraktur mit Hautverletzung durch äußere Gewalt oder durch Durchsprießung von innen. Eine Einteilung in die Schweregrade I–III erfolgt hier nicht.

13. Fieber:
   - Erhöhte Körpertemperatur präoperativ als 2 unabhängige Messungen über 38°C.

14. Blutungsneigung:
   - präoperativ 2 unabhängige Messungen der Gerinnungswerte mit mindestens 2 pathologischen Werten;
   - Thrombozyten unter 100000;
   - Blutungszeit (Duke) über 4 min;
   - Quick-Wert unter 65%;
   - partielle Thromboblastinzeit (PTT) über 55 s;
   - Thrombinzeit über 13 s.

15. Anämie präoperativ:
   - kommt häufig durch das Zusammenwirken mehrerer Mechanismen zustande (z. B. gestörte Erythropoese, verkürzte Erythrozytenüberlebensdauer und in der Unfallchirurgie durch akuten Blutverlust);
   - Hämoglobin unter 10,5 g/dl;
   - Hämatokrit unter 30 ml/ 100 ml Blut;
   - Erythrozytenzahl unter 4 Ery/pl.

16. Klinisch manifeste kardiopulmonale Risiken:
   - Zustand nach Herzinfarkt,
   - leichtere Formen der Herzinsuffizienz;
   - kompensierte respiratorische Insuffizienz (Blutgase in Ruhe und mittlerer Belastung normal);
   - Atelektasen.
   - Unspezifische Erregungsüberleitungs- und -rückbildungsstörungen wurden ebenso wenig gewertet wie röntgenologisch sichtbare Pleurakuppenschwielen oder altersentsprechende Emphysembefunde.
   - Eingabe manifester Zweiterkrankungen.

17. Diabetes mellitus:
   - Blutzuckerwerte bei 2maliger unabhängiger Messung (Tagesprofil über 120 mg/dl).

18. Hypertonie:
   - 2malige unabhängige Messung über 140–160 (altersabhängig) zu 100 mm Hg.

19. Varikosis:
   - Bindegewebeschwäche der Venenwand und der Klappen der unteren Extremitäten, asymptomatisch oder mit sekundären Veränderungen der Haut und des subkutanen Bindegewebes.

20. Kardiovaskuläre Erkrankung:
    - koronare Herzkrankheit,
    - Angina pectoris,
    - erworbene Klappenfehler,
    - Herzrhythmusstörungen,
    - Syndrom des kranken Sinusknotens,
    - Sinustachykardie,
    - AV-Block 1.–3. Grades.

21. Chronisch-pulmonale Erkrankung:
    - obstruktives Emphysem,
    - spastische Emphysembronchitis,
    - Asthma bronchiale,
    - Tumoren.

22. Harnweginfekt:
    Präoperativ durch Urinkultur (K-Urin) nachgewiesen, auch bei asymptomatischem Verlauf.

23. Chronische Nierenerkrankung:
    - chronische Nephritis oder Pyelonephritis bis zum Stadium der chronischen Niereninsuffizienz,
    - Abflußhindernisse,
    - Tumoren.

24. Chronische Magen-Darm-Erkrankung:
    - Ösophaguserkrankungen,
    - Gastritiden,
    - Ulcera duodeni et ventriculi,
    - Enteritis regionalis,
    - Colitis ulcerosa,
    - Tumoren.

25. Arterielle Verschlußkrankheit:
    Berücksichtigt werden die Stadien II–IV.

Eingabe der Art und Lokalisation der Operation

Die in den Rechner eingegebenen Operationen werden in Gruppen zusammengefaßt und entsprechen den Operationsauflistungen der Jahre 1979 bis 1983.

Eingabe der allgemeinen, nicht direkt mit der Operation im Zusammenhang stehenden Komplikationen

1. Sepsis (SE):
Die Sepsis oder Septikämie stellt sich als bakterielle Allgemeininfektion mit ausgeprägten Krankheitserscheinungen dar. Klinische Erscheinungen sind: Tachykardie, Hyperventilation, Milzvergrößerung, Ikterus, Bewußtseinsstörungen bis hin zum septischen Schock.
Labornachweis: Leukozytose mit Linksverschiebung,
                  Hypochrome Anämie,
                  Blutsenkungsbeschleunigung,
                  Elektrophorese: α_2-Globulinerhöhung.

2. Lungenembolie (LU):
Die Thromboembolie betrifft ganz überwiegend das Pulmonalarteriensystem als Folge von Gefäßwandschädigung, Blutströmungsverlangsamung und Änderung der Blutbeschaffenheit.
Diagnosestellung durch die Klinik, sowohl der akuten als auch der subakuten Lungenembolie,
oder/und durch EKG (P-dextro-cardiale infolge akuter Vorhofüberlastung, Extrasystolen),
oder/und durch Labor: (häufig isoliert LDH erhöht),
oder/und durch Röntgen-Thorax:
avaskuläre Zonen,
Erweiterung der Hilusgefäße,
Zwerchfellhochstand,
Pleuraerguß,
Lungeninfarktverschattung,
Vergrößerung des rechten Herzens,
oder/und durch Lungenszintigraphie mit 131 Jod markiertem Humanalbumin als Test für die pulmonale Durchblutung,
Speicherdefekte sind embolieverdächtig.
Postmortal durch pathologisch-anatomische Untersuchung.

3. Tiefe Becken-Bein-Venenthrombose (TB):
Partieller oder kompletter Verschluß einer Vene durch den Thrombus. Erkennbar an Schmerz und Schwellung der betroffenen Extremität; Tachykardie, Fieber.
Diagnosestellung durch die Klinik
oder/und Ultraschalluntersuchung
oder/und Phlebographie.

4. Kardiopulmonale Komplikation (CP):
Herzinfarkt,
Herzinsuffizienz,
akut auftretende Rhythmusstörungen,
Pneumonie,
Pulmonale respiratorische Insuffizienz (Pleuraerguß, Cor pulmonale).

Nachweis durch die Klinik,
oder/und EKG, Labor, Röntgen-Thorax, Ultraschall, Szintigraphie.

5. Dekubitus (DE):
Geschwüre, entstanden durch zu harten und zu lang anhaltenden Druck.
Gefährdete Körperstellen: Kreuzbein, Darmbeinstachel, Trochanteren, Kniescheiben, Wadenbeinköpfchen, Fersen, Fußknöchel.

6. Thrombophlebitis nach Venenpunktion (TV):
Als Komplikation nach dieser medikotechnischen Maßnahme, die nahezu an jedem stationär behandelten Patienten zur Narkose und insbesondere zur intensiv-medizinischen Therapie vorgenommen wird.

7. Nervenläsion (Druckschaden, NL):
Bei Schädigungen peripherer Nerven ist zu unterscheiden zwischen denen durch das operative Vorgehen selbst verursachten und lagerungsbedingten Schädigungen. Auslösend sind Lagerung auf dem Operationstisch, Gipsverbände, Schienen, elastische Binden (vorwiegend N. peroneus, N. radialis).
  Der N. peroneus communis ist in der Höhe des Fibulaköpfchens durch seine innere Struktur − ein oder wenige Faszikel und wenig epidurales Bindegewebe − besonders vulnerabel gegenüber Druck und Ischämie.

Eingabe der direkt mit der Operation im Zusammenhang stehenden Komplikationen:

8. Akute Nachblutung (NB):
Rasch einsetzende und nicht selbst zum Stillstand kommende postoperative Blutung.

9. Angenähtes Redon (AR):
Die Redondrainage zur Ableitung des postoperativ entstehenden Wundsekrets wurde bei der Fasziennaht fixiert, ein problemloses Ziehen ist daher nicht möglich.

10. Freier Knochenzement (FP):
Eine Komplikation, die bei der Verwendung von Knochenzement (Refobacin-Palacos) auftreten kann, z. B. bei der Implantation von Hüfgelenkendoprothesen. Es handelt sich um außerhalb des gewünschten Implantationsbereichs liegenden Knochenzement.

11. Hämatom (HT):
Langsam zunehmende schleichende, zum Bluterguß führende Blutung.

12. Hautallergien durch Desinfektionsmittel (HA):
Diese können auftreten, wenn nach der Hautdesinfektion des Operationsgebietes die verwendete Flüssigkeit in Hautfalten läuft (in die Inguinal- und Skrotalregion; unter die Blutsperremanschetten etc.) und über längere Zeit feuchte Kammern entstehen. Flächenhafte Hautablösungen bis hin zu drittgradigen Schädigungen entsprechenden Defekten können die Folge sein.

13. Kompartmentsyndrom (KO):
Volumenzunahme in einem nicht ausdehnungsfähigen osteofaszialen Raum; hier kommen
ursächlich primäre traumatische Knochen- und Weichteilverletzungen in Betracht.

14. Lokale Infektion (LI):
Frühinfektion beginnt im unmittelbaren zeitlichen Zusammenhang mit der Verletzung
und der Operation und betrifft zunächst die Weichteile. Erfassungswürdig ist, was über
eine flüchtige Rötung hinausgeht. Eine oberflächliche Infektion, die örtlich begrenzt ist,
wird hier als lokale Infektion bezeichnet [s. auch Osteitis (*OS*) und tiefe Infektion (*TI*)].

15. Nervenläsion (NL):
In direktem Zusammenhang mit der Operation, Schädigungen durch das operative Vor-
gehen selbst,
durch Quetschung, Druck und Zerrung;
Dehnung bei Repositionen von Frakturen, Luxationen;
Dehnung beim Einsetzen von Prothesen.

16. Operationstechnische Komplikationen (TK):
Mängel, die bei nicht korrekter Ausführung vorkommen bei Osteosyntheseverfahren, die
im Prinzip eine stabile Fixation gestatten, wie Schraubenosteosynthese, Plattenosteosynthese, Zuggurtung, Marknagelung oder Kombinationen hiervon.

Fehler können sein:
— Verwendung unterdimensionierter Implantate (Plattenverbiegung, Bruch).
— Anschrauben von Platten an einer biomechanisch ungünstigen Stelle. (Tangential am
  äußeren Rand der Kortikalis verlaufende Schrauben schwächen den Knochenschaft
  und können aufgrund dysfunktionaler Beanspruchung Ursache für eine erneute Fraktur
  sein.)
— Intraartikuläre Lage von Schrauben.
— Wandern von Bohrdrähten, wenn sie am äußeren Ende nicht genügend umgebogen und
  versenkt werden oder die Gegenkortikalis nicht fassen.
— Abbrechen eines Bohrers.
— Abbrechen des Gewindeschneiders.

17. Osteitis (OS):
Ausbreiten einer tiefen Infektion auf den Knochen (mit röntgenologischem Nachweis).

18. Punktionsbedürftiger Kniegelenkerguß (PK).

19. Pneumothorax nach Plexusanästhesie (PN).

20. Refraktur (RE):
Hier nicht definiert als Auseinanderbrechen der Osteosynthese im Frakturspalt, sondern
als Frühkomplikation: erneuter Bruch nach Materialentfernung im alten Frakturspalt.
Versagen der Osteosynthese mit Plattenausriß, Verbiegen durch Fehlbelastung.

28

21. Luxation nach Implantation einer Hüftgelenkendoprothese (RX).

22. Sehnenruptur (SE):
Riß nach Sehnennaht oder Sehnenersatzoperation.

23. Serom (SR):
Ansammlung von Flüssigkeit in Wundhöhlen mit der Neigung nachzulaufen.

24. Tiefe Infektion (TI):
Übergreifen der Infektion auf das Implantat, Heranreichen bis an das Plattenlager oder die
Prothese, werden als tiefe Infektion definiert. Eine tiefe Infektion liegt vor, wenn die Wunde
Eiter absondert, auch wenn der Keimnachweis kulturell nicht erbracht werden kann.

25. Verbrennung durch die Diathermie (VD):
Diese Komplikation kann auftreten bei fehlender Elektrodenerdung.

26. Wunddehiszenz (WZ):
Die Wundheilungsstörung ist die Abweichung von einer Wundheilung per primam intern-
tionem. Dazu werden nicht pathogen besiedelte Wundheilungsstörungen gezählt. Ausein-
anderweichen der Wundränder postoperativ aus unterschiedlicher Ursache.

27. Wundrandnekrose (WN):
Entstanden durch primäre unfallbedingte Schädigung des Weichteilmantels, Traumatisierung
der Weichteile (Hakendruck), durch Schnittführung entstandene schmale Hautbrücken und
aus anderer Ursache.

Eingabe der konservativen und operativen Behandlungsmaßnahmen

1. Hauttransplantation (HT):
Zusammengefaßt werden Spalthauttransplantationen, Vollhauttransplantationen, Schwenk-
Verschiebe-Rotationslappen, Cross-leg-(arm-)Lappen, freie Lappen oder Kombinationen
hiervon.

2. Materialentfernung (ME):
Bei der Komplikationsbehandlung dient die Materialentfernung in der Regel als vorbe-
reitender Schritt für eine Reosteosynthese oder findet als Teilmaterialentfernung mit dem
Entfernen dislozierter oder ausgelockerter Osteosynthesematerials statt. An diese Maßnahme können Wundrevisionen und die Anlage von Spül-Saug-Drainagen angeschlossen
werden.

3. Relaparotomie (RL):
Zur Laparotomie führen in unserem Krankengut Ursachen wie:
Nachblutungen nach Milz-, Leber- und Mesenterialwurzelrupturen.
Peritonitis nach vorangegangenen Laparotomien bei Unfallverletzten.
Ileus bei Polytraumatisierten und Langzeitbeatmeten.

4. Reosteosynthese ohne und mit Spongiosaplastik (RO, RM):
Ziel bleibt die stabile Osteosynthese. In der ganz überwiegenden Zahl der Fälle erfolgt
eine Plattenosteosynthese oder Fixateur-externe-Anlage.

5. Wundrevision (WU):
Entfernung von Randgranulationen mit dem scharfen Löffel. Spülung der Wundhöhle,
sekundärer Verschluß, evtl. unter Einlegen einer Redon-Drainage.

6. Weichteilrevision (WE):
Größerer Sekundäreingriff mit Ausschneiden der Wundränder, Entfernen von Nekrosen,
häufig kombiniert mit der Anlage einer Spül-Saug-Drainage.

7. Anlage einer Spül-Saug-Drainage (SD):
Der Haupteffekt besteht in der mechanischen Reinigung der Wunde unter Ausschwemmen
von Zelldetritus. Nach Burri (1979) liegt das zuführende Drain am tiefsten Punkt der Höhle,
das abführende am Wundrand. Der Sog erfolgt über eine angeschlossene Pumpe. In die
Spülflüssigkeit wird in unserem Hause bevorzugt Gentamyzin (160 mg/1000 ml Ringer-
Laktat-Lösung) oder Staphylex = Flucloxacellin = penizillinasefestes Penizillin-Natrium
(2 g/1000 ml Ringer-Laktat-Lösung) gegeben. Die tägliche Spüldosis beträgt 1000–4000
ml Ringer-Laktat-Lösung; die Dauer bis zum Rückgang der Entzündungszeichen bzw.
bakteriologisch nachgewiesener Keimfreiheit. Schwere, tiefe Infekte werden mit einem
offenen Spüldrainagesystem behandelt.

In der Verhütung von postoperativen thrombotischen Komplikationen hat das *Low-dose-
Heparin* in der Unfallchirurgie einen festen Platz. Deshalb wurde bei der Datenerfassung
die Dauer der Heparingabe standardmäßig berücksichtigt.

Die Wirksamkeit der Prophylaxe wird 1971 durch Kakkar et at. in einer Multicenter-
studie von 4121 Fällen aus der Allgemeinchirurgie belegt.

Ziel einer postoperativen Thromboseprophylaxe ist die Verhinderung der tiefen Venenthrombosen, Lungenembolien und tödlichen Lungenembolien.

Das entscheidende Kriterium für die Beurteilung des Risikos ist die Frequenz von Wund-
hämatomen und die Erfassung von Blutungskomplikationen.

In der Regel erfolgt eine Gabe von 3mal 5000 IE Heparin pro Tag. Bei adipösen Patienten
sowie bei Patienten mit Thromboemboliekomplikationen in der Anamnese erhöhen wir die
Dosis auf 4mal 5000 IE und geben in ausgewählten Fällen Marcumar über das Entlassungsdatum hinaus.

2.7 Eingabe

Die Aufarbeitung der Komplikationslisten und die Durchsicht der Operationsbücher im
Zeitraum 1.1.1979 bis 31.12.1983 führte zur Anforderung von 519 Krankengeschichten.
Bei kritischer Beurteilung unter Berücksichtigung der angegebenen Definitionen mußten
402 Patienten in die Komplikationsstudie aufgenommen werden. Die Krankenakten von
117 Patienten wurden nicht einbezogen, da
– die zur Komplikation führende Operation in einer anderen Klinik durchgeführt worden
  war,

— eine Komplikation aufgrund einer Verletzung aufgetreten ist, die bisher vollständig unbehandelt geblieben war, wie Infekt nach Schnitt- und Platzwunden oder Hämatome nach massiven Prellungen etc.

Die Krankengeschichten von 396 Patienten lagen vor; davon konnten 2 Krankenblätter auf dem Sozialgericht Hamburg eingesehen werden.

Von 4 Patienten konnten die Akten nicht aufgefunden werden, die wichtigsten Befunde waren jedoch den Operationsberichten, Narkoseprotokollen und Arztbriefen, die gesondert abgelegt sind, zu entnehmen.

Von 2 Patienten fanden sich auch diese Informationen nicht, so daß die Daten über Operation, Komplikation und deren Verlauf aus den wöchentlich geführten Listen entnommen wurden.

Von 401 Patienten wurden die in der Menütabelle angegebenen Daten in den Computer eingegeben. Komplikation und Verlauf eines einzigen Patienten werden als Einzelfall dargestellt, weil Operation und Komplikation nicht im direkten oder indirekten Zusammenhang stehen.

In einen Erhebungsbogen, der dem Erfassungsprogramm entspricht, werden anhand der Krankengeschichten die Daten eingetragen. Vermerkt werden hier auch im Programm nicht enthaltene, für den Einzelfall bestimmende Besonderheiten.

Beispiel eines Erhebungsbogens

CHOPRG 15.10.84
Familienname: < ....
Vorname: < ....
Geburtsdatum: < ....
Eingabe des Geschlechtes: < ....
Aufnahmedatum: < ....
Entlassungsdatum: < ....
Operationsdatum: < ....
Ende der Merkmalgruppe
Gruppe der Op.-Einteilungen: < ....
Op-Gruppe: < ....
Op.: < .... <
Indikation: < ....
Ende der Merkmalgruppe
Risikofaktoren: < ....
Risikofaktoren: < ....
Zweiterkrankungen: < ....
Ende der Merkmalgruppe:
Komplikationen: < ....
Op.-unabhängige Komplikationen: < ....
Behandlung der Komplikationen (Op.): < ....
Konservative Behandlung der Kompl.: < ....
Datum der Re-Op.: < ....
Ende der Merkmalgruppe
Datum der Komplikation: < ....
Komplikation bis zur Entlassung?: < ....

Ende der Komplikation (Datum): < . . . .
Cooperationsverhalten: < . . . .
Dauer der Heparingabe: < . . . .
Ende der Merkmalgruppe
Verstorben am: < . . . .
Op.-Beginn, Uhrzeit: < . . . .
Op.-Dauer (Min.): < . . . .
Narkosedauer (Min.): < . . . .
Sonstige Bemerkungen: < . . . .

An dieser Stelle wird ferner festgestellt, ob die Kontrolle der Röntgenbilder notwendig ist. Die Eingabe aller Patientendaten in den Computer erfolgt durch die Autorin.

Am Terminal wird das Eingabeprogramm aufgerufen. Die abgebildeten Kommando-tabelle zeigt die Arbeitsmöglichkeiten am Bildschirm.

ENTER SOURCE–DATASET–NAME   KOPREG.DAT

ENTER SOURCE–DATASET–NAME   KOPREG.DAT   OK

GALEOS VERSION VOO2   01.10.84

KOMMANDO–TABELLE

INITIALISIERUNG EINES DATENFILES U. EINGABE VON DATEN   = CR

ERSTREGISTRIERUNG EINES PATIENTEN (BRANCH 1)   = AD

REGISTRIERUNG EINES WEITEREN ZWEIGES (BRANCH 2, 3)   = BR

KORREKTUR VON MERKMALEN DIREKT (KEYGROUPS)   = CD

VECT.– MERKMALEN: = CV

VECT.– MERKMALEN LONG: = CL

ERGÄNZUNG VON VECT. – MERKMALEN   = EV

AUSDRUCK EINES DATEN – FILES   = LI

BILDSCHIRMAUSGABE VON VECTOR – MERKMALEN   = L2

BILDSCHIRMAUSGABE VON VECTOR – MERKMALEN LONG   = L4

PRINTERAUSGABE VON MENUE – TABELLEN   = L5

LÖSCHEN VON EINTRAGUNGEN IN VECT – KEYS   = RV

ERGÄNZUNG VON VECT – KEYS   = DV

POPULATE 4096 – TO – 4608 – BLOCK   = PO

BEENDIGUNG DES PROGRAMMS: GALECH   = FI

KOMMANDO–TABELLE – – – – – – –

Die Programmstruktur, der Eingabemodus wird im folgenden dargestellt (Abb. 3).

START
EINGABE PATIENTGEBUNDENER DATEN
MAXIMAL 3 x
– OP – DATEN
– RISIKOFAKTOREN
– ZWEITERKRANKUNGEN
MAXIMAL 5 x
EINGABE DER OPERATIONSART
OP – UNABHÄNGIGE KOPLIKATION
NEIN
JA
%
MAXIMAL 5 x
– AUFTRETEN UND VERLAUF
– BEHANDLUNG – KONSERVATIV
– BEHANDLUNG – OPERATIV
MAXIMAL 10 x (OP – ABHÄNGIGE KOMPLIKATIONEN)
– AUFTRETEN UND VERLAUF
– BEHANDLUNG – KONSERVATIV
– BEHANDLUNG – OPERATIV
KOOPERATIONSVERHALTEN
DAUER DER HEPARINGABE
LETALER AUSGANG
NEIN
JA
%
– STERBEDATUM
– SEKTIONSDATUM
STOP

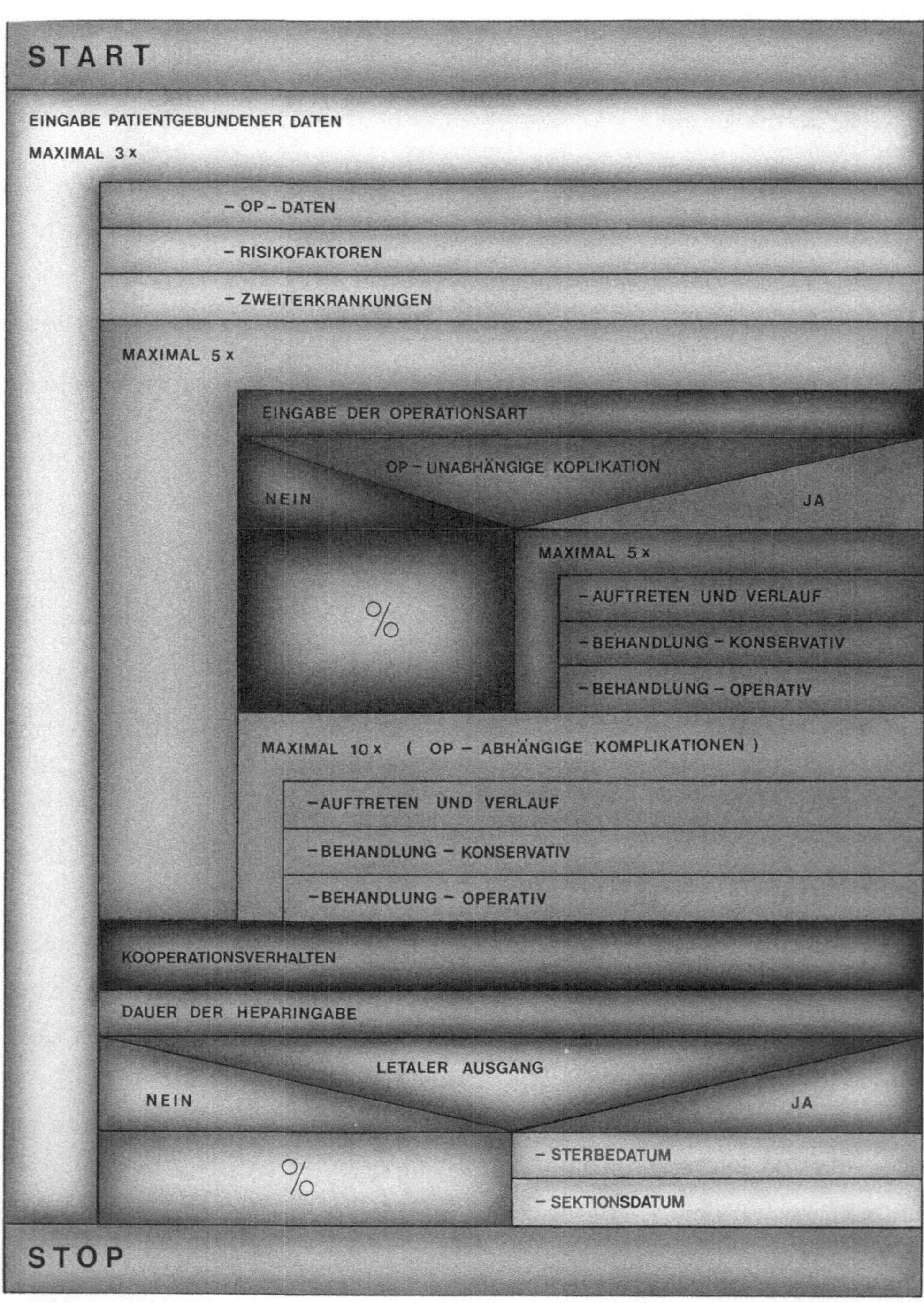

Abb. 3

Bei der Erstregistrierung eines Patienten erfolgt die Eingabe
— der patientengebundenen Daten,
— der Operationsdaten,
— der Risikodaten,
— der Zweiterkrankungen.

Bestehen mehrere Risikofaktoren oder Zweiterkrankungen gleichzeitig, werden sie als Mehrfacheintragung gespeichert.

1. Eingabe der Art und Operation über Anwählen einer der 12 Obergruppen:

Über ein Rotatorsystem ist es möglich, 5 Operationen einzugeben,
— die in ihrer Summe gegebenenfalls im Zusammenhang mit einer Komplikation stehen (Beispiel: der Patient erhält sowohl Osteosynthesen im Bereich der Tibia, des Oberschenkels, des Radius und der Ulna und entwickelt dann die Komplikation: Lungenembolie);
— die zusammengehören und gemeinsam einen komplexen Eingriff bedeuten (Beispiel: Osteosynthese des Oberschenkels bei gleichzeitiger Spongiosaplastik.
2. Eingabe der operationsunabhängigen Komplikationen und der Daten des Auftretens und des Verlaufs dieser Komplikation.
3. Eingabe von konservativen Behandlungsmaßnahmen (Mehrfacheintragungen zugelassen).
4. Eingabe von operativen Behandlungsmaßnahmen (Mehrfacheintragungen zugelassen).
5. Eingabe der operationsabhängigen Komplikation·und der Daten des Auftretens und des Verlaufs (Reoperationsdatum) dieser Komplikation.
6. Eingabe von konservativen Behandlungsmaßnahmen (Mehrfacheintragungen zugelassen).
7. Eingabe von operativen Behandlungsmaßnahmen (Mehrfacheintragungen zugelassen).
8. Abschließend Eintragung des Kooperationsverhaltens, der Dauer der Heparingabe, des Sterbedatums, der Sektion.
   Bestehen bei einem Patienten nachfolgend mehrere operationsunabhängige Komplikationen (z. B. tiefe Becken-Bein-Venenthrombose *und* Lungenembolie), so erfolgt die Eingabe als Ergänzung eines Vektormerkmals. Bis zu 5 Eintragungen sind zugelassen.
   Gleiches Vorgehen erfolgt bei den im direkten Zusammenhang mit der Operation stehenden Komplikationen. Bis zu 10 Eintragungen sind zugelassen.
   Führt bei einem Patienten eine zweite Operation unabhängig von der ersten auch zu einer Komplikation (Beispiel: Komplikation Wundheilungsstörung sowohl bei der Osteosynthese als auch bei der Materialentfernung), so wird ein 2. Zweig aufgebaut, mit wieder allen oben angegebenen Aufzweigungen und Eintragungsplätzen. Zugelassen ist der Aufbau von 3 Zweigen.

Schreibfehler sind bei der Eintragung der Operationen, Risikofaktoren, Zweiterkrankungen, Komplikationen und deren Behandlungen nicht möglich, da immer 2 Buchstaben benutzt werden, die nur in dieser Weise gespeichert werden. Die Korrektur erfolgt entsprechend dem Eingabeverfahren.

Als Beispiel wird nachfolgend der Ausdruck eines Datenfiles (FI in der Kommandotabelle) abgebildet.

34

Korrigiert am 30.10.85
Familienname: < . . . . .S
Vornahme: < . . . . .H
Geburtsdatum: < 22.07.47
Geschlecht, weiblich: < . . . . .WL
Aufnahmedatum: < . . . . .05.03.83   /   05.03.83
Entlassungsdatum: < . . . . .31.03.83   /   31.03.83
Operationsdatum: < . . . . .08.03.83   /   08.03.83
Op.-Dauer (Std./Min.): < . . . . 1 :0   0 : 15
Narkosedauer (Std./Min.): < . . . . 2 :0   2 : 0
Op.-Beginn (Std./Min.): < . . . . .11 :0   11 : 0
Indikation: < . . . . GI   GI
Ende der Merkmalgruppe
Risikofaktoren: < . . . . NT   NT
Risikofaktoren: < . . . . –   –
Zweiterkrankungen: < . . . . –   –
Ende der Merkmalgruppe
1. Op.-Maßnahme   G1
2. Op.-Maßnahme   GA
1. Op.-Maßnahme   WI
2. Op.-Maßnahme   SE
Ende der Merkmalgruppe
Branch 1: Op.-unabhängige Komplikationen: < . . . .   –
Branch 2: Op.-unabhängige Komplikationen: < . . . .   –
Branch 1: Datum: Op.-unabhängige Komplikation: < . . . .   –
Branch 2: Datum: Op.-unabhängige Komplikation: < . . . .   –
Branch 1: Re-Op.-Datum: Op.-unabhängige Kompl.: < . . . .   –
Branch 2: Re-Op.-Datum: Op.-unabhängige Kompl.: < . . . .   –
Branch 1: Op.-unabhängige Op. bis Entlass-Dat.: < . . . .   –
Branch 2: Op.-unabhängige Op. bis Entlass-Dat.: < . . . .   –
Branch 1: Ende der Op.-unabhäng. Kompl.: < . . . .   –
Branch 2: Ende der Op.-unabhäng. Kompl.: < . . . .   –
Ende der Merkmalgruppe
Branch 1: Behandlung der 1. Op.-unabhäng. Kompl.: < . . . .   –
Branch 2: Behandlung der 1. Op.-unabhäng. Kompl.: < . . . .   –
Branch 1: 1. Re-Op. der 1. Op.-unabhäng. Kompl.: < . . . .   –
Branch 2: 1. Re-Op. der 1. Op.-unabhäng. Kompl.: < . . . .   –
Ende der Merkmalgruppe
Branch 1: Op.-bedingte Kompl.: < . . . .   TK
Branch 2: Op.-bedingte Kompl.: < . . . .   HT
Branch 1: Op.-bedingte Kompl.: < . . . .   –
Branch 1: Datum: Op.-bedingte Kompl.: < .15.03.83
Branch 2: Datum: Op.-bedingte Kompl.: < .16.03.83
Branch 1: Re-Op.-Datum: Op.-bedingte Kompl.: < 15.03.83
Branch 2: Re-Op.-Datum: Op.-bedingte Kompl.: < . . . .   –

Branch 1: Op.-bedingte Kompl. bis Entlassungsdatum: < . . . . NO
Branch 2: Op.-bedingte Kompl. bis Entlassungsdatum: < . . . . NO
Branch 1 Ende: Op.-bedingte Kompl.: < 15.03.83
Branch 2 Ende: Op.-bedingte Kompl.: < 20.03.83
Ende der Merkmalgruppe
Branch 1 Kompl.-Behandl.: 1. Op.-bedingt. Kompl.: < . . . . –
Branch 2 Kompl.-Behandl.: 1. Op.-bedingt. Kompl.: < . . . . WB
Branch 1 Re-Op.: 1. Op.-bedingt. Kompl.: < . . . . –
Branch 2 Re-Op.: 1. Op.-bedingt. Kompl.: < . . . . RO
Branch 2 Re-Op.: 1. Op.-bedingt. Kompl.: < . . . . –
Ende der Merkmalgruppe
Cooperationsverhalten: < . . . . CO
Dauer der Heparingabe: < 23
Ende der Merkmalgruppe
Verstorben: < . . . . NO

2.8 Auswertung

In Analogie zur Eingabe und Korrektur erfolgt die Auswertung nach Aufrufen des Auswertungsprogrammes und Vorgabe des entsprechenden Datensatzes über Anwählen einer Kommandotabelle.

Das Programm stellt sich wie folgt dar:

GAPROS VERS.   N001   01.08.83

KOMMANDO – TABELLE

INITIALISIERUNG EINES FILES UND EINGABE VON DATEN   = CR

HINZUFÜGEN VON PATIENTEN   = AD

SET COMPARE – STATUS: YES   = CY

SET COMPARE – STATUS: NO   = CN

KORREKTUR VON PATIENTEN – DATEN DIREKT: (KEYGROUPS)   = CD

ERGÄNZUNG VON VECT. – MERKMALEN   = CV

KORREKTUR VON VECT. – MERKMALEN   = CV

AUSDRUCK EINES DATEN – FILES   = L1

BILDSCHIRMAUSGABE VON VECT. – MERKMALEN – GRUPPEN   = L2

PRINTERAUSGABE VON MENUE – TABELLEN   = L5

ELIMINATION EINES SUB– FILES PER KEY – SELECTION   = EL

MANUAL ELIMINATION VON FILES – ENTRIES   = ML

GENERATION OF DYNAMIC – DEFINED SUB – KEYS   = DY

STATIC DEFINED DISTRIBUTIONS: = DI

STATIC DEFINED K – M – DISTRIBUTION – FUNCTIONS   = SY

STATIC DEFINED BRANCHED DISTRIBUTIONS   = RT

BEEINDIGUNG DES PROGRAMMS: GALEOS   = FI

KOMMANDO – EINGABE

Über die Elimination (EL) lassen sich die gewünschten Häufigkeitsverteilungen erstellen und ausdrucken (DS). Von allen Komplikationen wurden sämtliche Eingabedaten ausgezählt:

- Art der Operation,
- zusätzlich bestehende Komplikationen,
- Operationsindikation,
- Risikofaktoren,
- Zweiterkrankungen,
- Klinikaufenthaltsdauer (in Tagen),
- Operationsbeginn (Uhrzeit),
- Operationsdauer (in Stunden und Minuten),
- Narkosedauer (in Stunden und Minuten),
- Zeitraum zwischen Operationsdatum und Erkennen der Komplikation (Datum) in Tagen,
- Zeitraum zwischen Erkennen der Komplikation (Datum) und Beheben = Heilung (Datum) = Dauer der Komplikation in Tagen,
- Auszählung der Behandlungsmaßnahmen, konservativ, operativ, zu jeder Komplikation,
- Geschlechtsverteilung,
- Überlebensverteilung,
- Sektionsverteilung.

Kreuztabellen entstehen durch Betrachtung der verschiedenen Merkmale, z. B. Auswahl einer bestimmten Operation und der entsprechenden Komplikation. In dieser Weise werden auch die Häufigkeiten unter Zugrundelegen der Risikofaktoren und Zweiterkrankungen aufgelistet.

Grundsätzlich ist es möglich, über das Eliminationssystem jedes gewünschte Merkmal oder Kombinationen mehrerer Merkmale anzuwählen und unter diesem Aspekt die Verteilungen aller Eingabegruppen auszudrucken.

3 Ergebnisse

3.1 Bewertung der operativen Leistung des Zeitraums 1.1.1979–31.12.1983

Im Untersuchungszeitraum wurden 14 682 unfallchirurgische und rekonstruktive Eingriffe am Bewegungsapparat bei stationär behandelten Patienten in 5 Jahren durchgeführt. Die Operationsfrequenz ist mit einem Mittel von 2936 Operationen im Jahr etwa konstant mit einer leichten Zunahme 1982 und 1983.

Die Verschiebung der Operationshäufigkeiten einzelner Operationsarten findet ihre Ursache in der Bildung von Schwerpunkten.

Bei der Behandlung der Verletzungen der Wirbelsäule haben die Kenntnisse in der Diagnostik durch die Computertomographie und die Erfahrungen aus den operativen Methoden dazu geführt, daß die Prognose unter dem Gesichtspunkt der Stabilität zu sehen ist (Wolter 1985). Die Abb. 4 zeigt die Verteilung der Wirbelsäulenoperationen in den Jahren 1979 bis 1983. 1983 bestand eine Zunahme der Wirbelsäulenoperationen gegenüber den Vorjahren um das Dreifache.

1982 und 1983 wurden nahezu doppelt so viele Osteosynthesen des Beckens einschl. der Versorgung zentraler Hüftgelenkluxationsfrakturen vorgenommen wie in den ersten 3 Jahren des Untersuchungszeitraumes (Abb. 5).

Eine Verlagerung hin zu der Versorgung schwerster Verletzungen hat auch durch die Einrichtung des Hubschrauberlandeplatzes im Allgemeinen Krankenhaus St. Georg 1981 stattgefunden.

Umbau und moderne medikotechnische Ausstattung der Intensivstation im Jahre 1981 erlauben die intensivmedizinische Therapie unter anästhesiologischer (Frau Dr. C. Becker) und unfallchirurgischer Leitung.

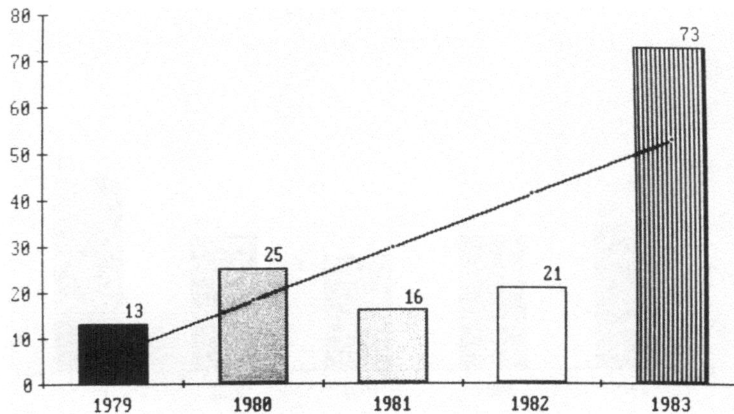

Abb. 4. Wirbelsäulenoperationen (Unfallchirurgie) in den Jahren 1979 bis 1983 am Allgemeinen Krankenhaus St. Georg

38

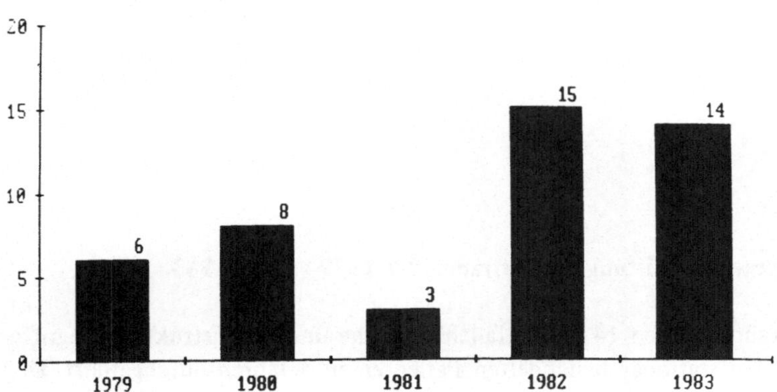

Abb. 5. Beckenosteosynthesen in den Jahren 1979 bis 1983 am Allgemeinen Krankenhaus St. Georg

Die Summe der Arthrotomien des Kniegelenks, einschl. Menisketomien und chirurgischer Versorgungen von Kniebandverletzungen hat 1983 deutlich zugenommen. Die Verteilung auf die Jahre 1979 bis 1983 stellt Abb. 6 dar.

Die Spongiosa- und kortikospongiösen Spanentnahmen (1979 = 56, 1980 = 53, 1981 = 81, 1982 = 99, 1983 = 114) zum Auffüllen von Defekten, zur Anlagerung an Schaftfrakturen (bei Oberschenkelschaftfrakturen obligat) und aus anderer Indikation haben deutlich zugenommen. Um Fehlheilungen vorzubeugen, wird die Indikation hier zunehmend großzügig gestellt.

Die hohe Anzahl der Osteosynthesen des oberen Sprunggelenks von 227 (1979) gegenüber einem Durchschnittswert von 133 in den Jahren 1980–1983 erklärt sich durch den plötzlichen Wintereinbruch mit Schnee und Glatteis am 1.1.1979.

Die Zunahme handchirurgischer Operationen einschl. nervenrekonstruktiver und plastischer Eingriffe (1979 = 127, 1980 = 171, 1981 = 189, 1982 = 314) ist begründet in der Einrichtung dieses Fachbereichs ab 1. September 1980. Auch ein großer Anteil der Arthrodesen betrifft das Gebiet der Handchirurgie und erklärt die Zunahme 1983.

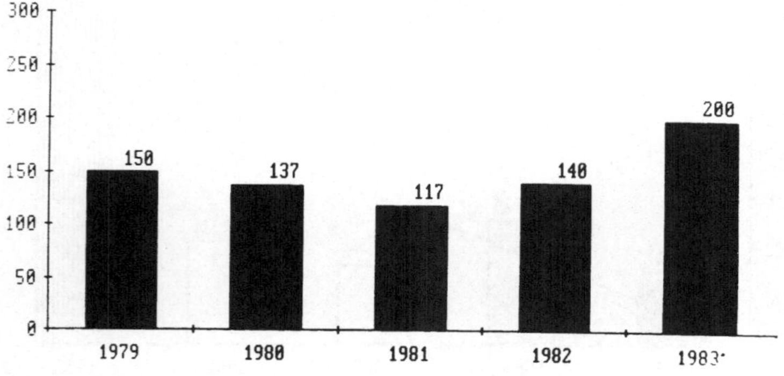

Abb. 6. Kniegelenkarthrotomien und Kniebandoperationen von 1979 bis 1983 am Allgemeinen Krankenhaus St. Georg

Die durchgeführten Amputationen zeigen gleichbleibende Zahlen. Im Durchschnitt werden pro Jahr 10 große Amputationen (Oberschenkel, Unterschenkel, Arm) vorgenommen; Indikationen sind subtotale Quetschamputationen nach U-/S-Bahn-Traumen, maligne Tumoren und chronische Osteitis. Die verbleibenden Amputationen betreffen Finger und Zehen (1979 = 13, 1980 = 25, 1981 = 21, 1982 = 29, 1983 = 23).

Der Rückgang der Untersuchungen in Narkose (1979 = 40, 1980 = 46, 1981 = 40, 1982 = 21, 1983 = 13) seit 1982 geht einher mit der Einführung und dem Einsatz des Scheuba-Gerätes zur Anfertigung von gehaltenen Röntgenaufnahmen zum Nachweis von Bandrupturen des oberen Sprunggelenks und des Kniegelenks. Bei dieser Handhabung kann z. T. auf eine Narkose verzichtet werden. Insbesondere bei den Patienten, bei denen eine Kniebandverletzung besteht, bleibt es weiterhin Teil des Vorgehens, daß der Operateur unmittelbar präoperativ im Narkoseeinleitungsraum die Überprüfung des Befundes in Narkose vornimmt und radiologisch dokumentieren läßt.

Der Rückgang der Mobilisation in Narkose ist kontinuierlich (1979 = 31, 1980 = 20, 1981 = 10, 1982 = 9, 1983 = 10) und beruht auf einer kritischen Überprüfung der Indikation. Mobilisationen in Narkose betreffen fast ausschließlich Zustände nach Implantationen von Kniegelenkendoprothesen (Schlittenprothese und totale Kniegelenkendoprothese — Scharniergelenk) oder anderen Eingriffen am Kniegelenk, selten Schultergelenk. Zugunsten einer gezielten operativen Revision bei unbefriedigenden Behandlungsergebnissen tritt die Mobilisation, bei der die Gefahr von unkontrollierten Kapsel- und Bandzerreißungen besteht, zurück.

Durch Einführen der Technik der Punktion der V. jugularis interna und neuartiger Kathetersysteme ist bei polytraumatisierten Patienten und Intensivpatienten die operative Venenfreilegung (Venae sectio) stark zurückgegangen (Zahl der Eingriffe 1979 = 84, 1980 = 24, 1981 = 20, 1982 = 16, 1983 = 1).

Die Häufigkeiten der weiteren Eingriffe im Beobachtungszeitraum 1.1.1979 bis 31.12. 1983 sind konstant. Eine Verschiebung zur operativen Versorgung schwerer Verletzungen und Mehrfachverletzter hat stattgefunden und kann sich bei einem Fünfjahreszeitraum erst angedeutet darstellen. Der Vergleich nach 10 Jahren sollte eine Verdeutlichung erlauben.

Zu den im Programm erfaßten Risikofaktoren und Zweiterkrankungen kamen noch zusätzliche erschwerende Bedingungen hinzu, die dort als sonstige (*SO*) eingetragen sind (Tabelle 3).

In Tabelle 4 werden alle unfallchirurgischen Operationen und Eingriffe vom 1.1.1979 bis 31.12.1983 nach ihrer Häufigkeit zusammengefaßt. Die Summen ergeben sich aus den unter Pkt. 2.2 aufgeschlüsselten Leistungen. Diese Zahlen liegen der Berechnung der einzelnen Komplikationen, bezogen auf die jeweilige Operationsart, zugrunde.

In Abb. 7 wird die Alters- und Geschlechtsverteilung aller Patienten dargestellt. Ein deutlicher Altersgipfel findet sich bei den 70- bis 85jährigen Patienten.

Die Summe der beobachteten und beschriebenen Einzelkomplikationen pro Untersuchungsjahr 1.1.1979 bis 31.12.1983 zeigen Tabelle 5 und Abb. 8.

Die durchschnittliche Komplikationsrate im Zeitraum 1.1.1979 bis 31.12.1983 beträgt 4,44%, Standardabweichung 0,70%.

Tabelle 6 zeigt die Häufigkeiten der einzelnen dargestellten Komplikationen bei 402 Patienten und setzt sie ins Verhältnis (s. Abb. 9).

Tabelle 3. Zusätzliche, im Programm nicht aufgeschlüsselte Risikofaktoren
und Zweiterkrankungen

Suizidversuch	4
Depressive Verstimmung	1
Endogene Psychose mit Halluzination	1
Schweres Delir	1
Zerebrale Insuffizienz	1
Anfallsleiden	2
Apallisches Syndrom	2
Inkompletter Querschnitt	1
Kompletter Querschnitt	1
Zerebrale Spastik	1
Leberzirrhose	2
Chronische lymphatische Leukämie	1
M. Werlhof	2
Hämophilie	1
M. Paget	1
Ichthyosis vulgaris und Riesenwuchs	1

Tabelle 4. Darstellung der Operationen nach ihrer Häufigkeit 1979 bis 1983

Metall-/Materialentfernungen	1786
Große Wundversorgungen	1180
OSG	760
Meniskus-/Kniegelenkarthrotomien, Kniebänder	744
Totale Hüftgelenkprothesen	660
Hand/Handgelenk/Finger und Prothetik	553
Hautplastiken/plastisch-chirurgische Eingriffe	418
Spanentnahmen	403
Punktionen großer Gelenke	396
Weichteil-/Knochentumoren, Probeexzisionen	390
Arthroskopien	374
Extensionen/Drahtextensionen	359
Sehnenoperationen	340
Schenkelhals/sub- und pertrochanterer Oberschenkel	333
Andere Bänder/Fuß (Bänder)	329
Thoraxdrainagen/Mediastinaldrainagen	299
Radius/Ulna	295
Operationen der septischen Chirurgie, große Eingriffe am Knochen	291
OSG	288
Septische Weichteileingriffe	266
Tibiaschaft	264
Schultergürtel	259
Ellengelenk	240
Osteotomien/Teilersatz	193
Oberschenkelschaft/Oberschenkel distal	190
Hämatomausräumung/Operationen Nahtinsuffizienz	190
Venae sectio/Jugularis interna	173
Abdominelle Lavagen	170
Nerven-Lyse-Naht	167
Untersuchungen in Narkose	160
Wirbelsäule	148

Tabelle 4 (Fortsetzung)

Knieprothesen/-wechsel/Patellagleitlager	144
Tibiakopf	139
Laparotomien	135
Mobilisation/Reposition in Narkose	126
Amputationen	111
Trepanationen	108
Punktionen	106
Fuß (Knochen)	105
Einfache Hüftgelenkendoprothesen	105
Humerusschaft	99
Muskelhernien/Aseptische Weichteileingriffe	97
Patella	92
Verbundosteosynthesen	89
Andere	79
Pilon	59
Tracheotomien	58
Becken	46
Laminektomien	45
Thorakotomien	45
Arthrodesen	45
Operationen der septischen Chirurgie, kleinere Eingriffe	39
Totaler Hüftelenkendoprothesenwechsel	36
Gefäßoperationen	32
Halofixateur	31
Operative Versorgungen nach Schußverletzungen	21

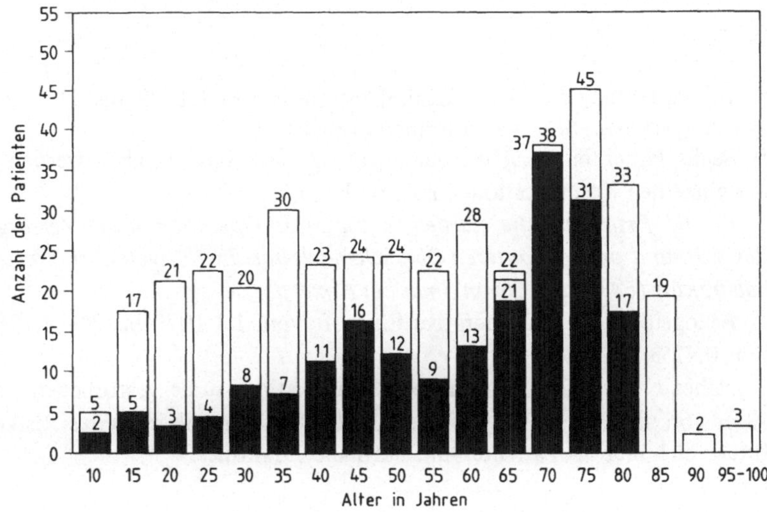

Abb. 7. Alters- und Geschlechtsverteilung aller Patienten (n = 398); *weiß:* alle Patienten; *schwarz:* Frauen (Altersverteilung jeweils in Fünfjahresschritten)

Tabelle 5. Beobachtete und beschriebene Einzelkomplikationen pro Untersuchungsjahr, 1979 bis 1983. Zahl der Patienten: 402, Zahl der Komplikationen: 649

Jahr	Komplikationen	Komplikationsrate (%) bezogen auf 14682 Eingriffe
1979	140	4,85
1980	153	5,41
1981	125	4,42
1982	131	4,23
1983	100	3,29

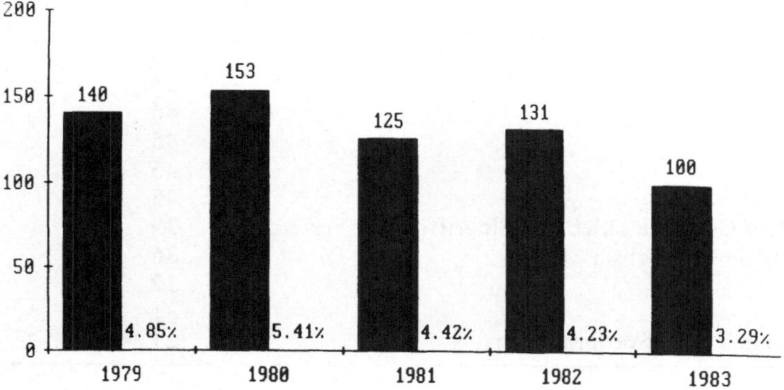

Abb. 8. Gesamtkomplikationsrate bei 14682 Eingriffen in den Jahren 1979 bis 1983

67 Patienten, die in die Komplikationsliste (1.1.1979 bis 31.12.1983) aufgenommen wurden, starben; 66% waren Frauen (Tabelle 7).

Sechs Patienten (9%) wurden nicht operiert (die Ursachen werden bei der Darstellung der einzelnen Komplikationen mitgeteilt).

Bei 61 Patienten, die starben, betrafen 39 Operationen die Versorgung von Frakturen des sub- und pertrochanteren Oberschenkels und die Hüftgelenkendoprothetik bei Schenkelhalsfraktur (64%) und davon 3mal bei Koxarthrose.

Bezogen auf 14682 operative Eingriffe vom 1.1.1979 bis 31.12.1983 beträgt die Letalität 0,42%.

Nahezu die Hälfte der in der Komplikationsstudie gestorbenen Patienten wiesen ein Alter von über 75 Jahren auf (Tabelle 8). Dieses ist als erhöhtes Risiko zu werten. Ferner finden sich hier die Patienten mit hüftnaher Fraktur.

Tabelle 6. Verteilung der einzelnen Komplikationen bei 402 Patienten in der Reihenfolge der Häufigkeit

Komplikation	Häufigkeit (%)
Hämatom	24,13
Kardiopulmonale Komplikation	16,42
Lokaler oberflächlicher Infekt	14,93
Wundrandnekrose	13,93
Tiefer Infekt, einschl. 1,99% ossärer Infekte	11,19
Lungenembolie	10,70
Wunddehiszenz	7,46
Nervenläsion (Druckschaden)	7,21
Operationstechnische Komplikation	7,21
Hüftprothesenluxation	6,72
Operationsbedingte Nervenläsion	5,47
Dekubitus	5,47
Tiefe Becken-Bein-Venenthrombose	5,22
Sepsis	4,98
Akute Nachblutung	4,73
Serom	3,98
Postoperative abdominelle Komplikation	3,73
Fraktur, Osteosynthesenzusammenbruch	1,99
Sonstige (Einzelfälle)	1,99
Thrombophlebitis nach Venenpunktion	0,75
Sehnenruptur	0,50

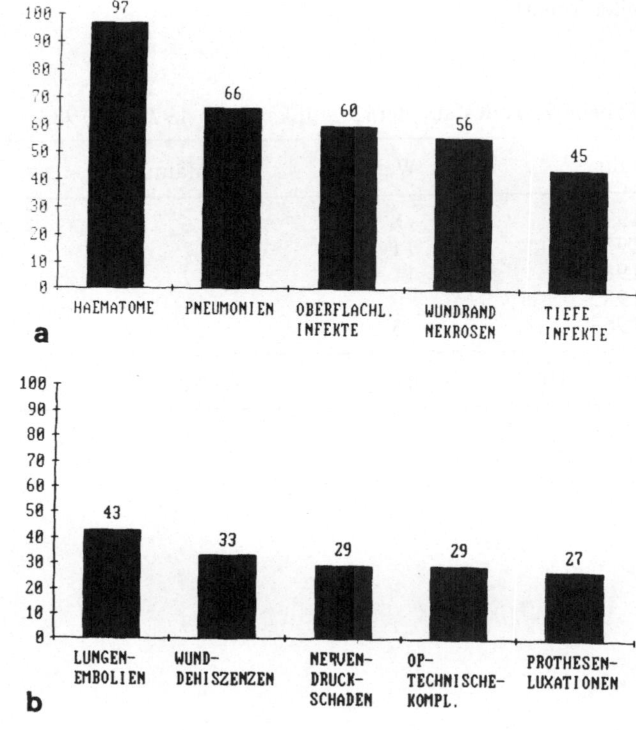

Abb. 9a, b

44

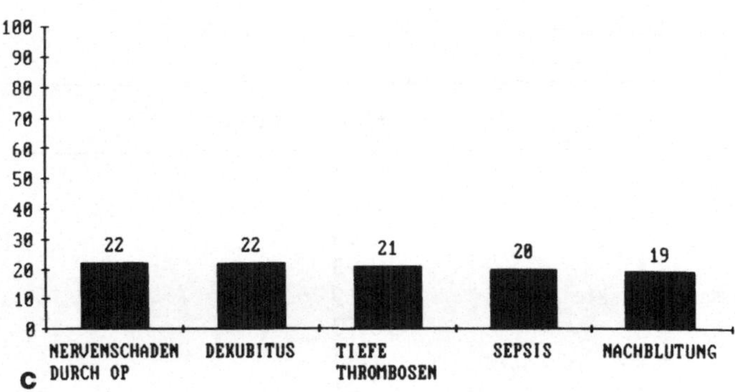

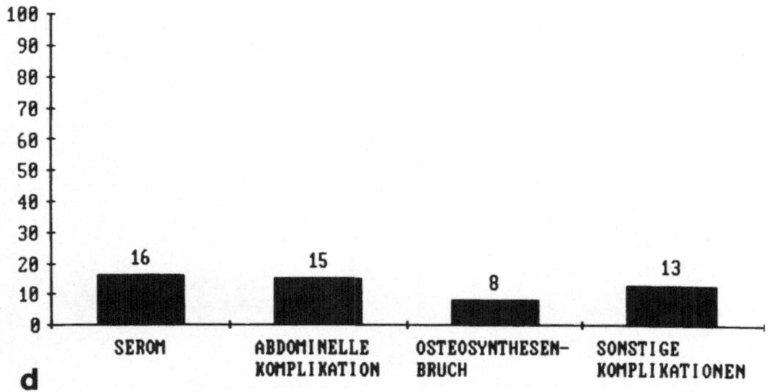

Abb. 9a—d. Häufigkeit der verschiedenen Komplikationen bei 402 Patienten (n = 641 Komplikationen)

Tabelle 7. Todesfälle bei Komplikationen 1979 bis 1983

Jahr	Weiblich	Männlich	Gesamt
1979	8	6	14
1980	11	2	13
1981	11	7	18
1982	9	5	14
1983	5	3	8
1979—1983	44	23	67

Tabelle 8. Altersverteilung der Todesfälle, n = 67

Alter (Jahre)	Anzahl
0–15	0
15–20	2
20–25	0
25–30	2
30–35	2
35–40	1
40–45	3
45–50	2
50–55	3
55–60	6
60–65	5
65–70	4
70–75	5
75–80	10
80–85	12
85–90	6
90–95	2
95–100	2

$\bar{x}$ = 67,6; s = 19,3; Median = 73; unterer Quartilsbereich = 58; oberer Quartilsbereich = 82
($\bar{x}$ = Mittelwert; s = Standardabweichung)

3.2 Komplikation: Sepsis (schwerer, längere Zeit andauernder septischer Zustand)

Die Sepsis ist der pathogenetische Sammelbegriff für alle Infektionszustände, bei denen, ausgehend von einem Herd, konstant oder kurzfristig periodisch Erreger in den Blutkreislauf gelangen und bei denen die klinischen Folgen dieses Geschehens das Krankheitsbild auf Dauer beherrschen (Höring u. Pohle 1981).

Überlebt ein unfallverletzter Patient die akute Unfallphase, so kann die Gefahr der erworbenen bakteriellen septischen Erkrankungen auf der Intensivstation hinzutreten.

Als schwerwiegende Komplikation beobachteten wir die Sepsis bei 20 Patienten im Untersuchungszeitraum (1.1.1979 bis 31.12.1983).

Bezogen auf 14 682 unfallchirurgische Operationen und Eingriffe, die vom 1.1.1979 bis 31.12.1983 durchgeführt wurden, beträgt die Sepsisrate 0,12% (Tabelle 9).

46

Tabelle 9. Verteilung der Sepsisfälle 1979–1983

Jahr	Fallzahl: Sepsis (davon nicht operiert)	Komplikationsrate (%) bezogen auf die durchgeführten Operationen
1979	2	0,07
1980	4 (1)	1,11
1981	4 (2)	0,07
1982	8	0,26
1983	2	0,07

Drei Patienten, die eine Sepsis aufwiesen, wurden nicht operiert; einer sei als Fall kurz dargestellt.

Fall 1: V., M., männl., geb. 11.4.1935

Diagnose:	1. Querschnittsyndrom C5–C6 (Contusio spinalis)
	2. Orbitabodenfraktur li.
	Fraktur der lateralen Wand der Kieferhöhle re.
	offene Nasenbeinmehrfragmentfraktur
	3. Fraktur 1. Rippe li.
	4. Commotio cerebri
Aufnahmedatum:	20.12.1979
Sterbedatum:	22.1.1980
Risikofaktoren:	Mehrfachverletzung
	Chronischer Alkoholabusus
Zweiterkrankung:	Chronische Magenanamnese
Komplikation:	am 8.1.1980 perforiertes Ulcus duodeni
Behandlung:	am 8.1.1980 Op.: Ulkusexzision und Pyloroplastik;
	intensivmedizinische Therapie
Komplikation:	am 8.1.1980: Infiltrate, kardiopulmonale Komplikation
	und *Sepsis*
Behandlung:	intensivmedizinische Therapie
Komplikation:	am 12.1.1980 Ileus
Behandlung:	am 12.1.1980 Op.: Laparotomie/Fortsetzung der intensivmedizinischen Therapie
Komplikation:	am 13.1.1980 Ileus
Behandlung:	am 20.1.1980 Op.: Relaparotomie
Patient verstorben:	am 22.1.1980
Sektion:	nein
Heparingabe:	32 Tage

Die Komplikation Sepsis betraf in unserem Krankengut zu 70% Männer und ist mit einer Mortalität von 70% belastet. Gut die Hälfte der Fälle mit Todesfolge wurde seziert (Tabelle 10). Zum Vergleich: Die Altersverteilung der in die Komplikationsstudie aufgenommenen 402 Patienten ist mit 194 Männern und 208 Frauen ausgeglichen. Von den 402 Patienten sind 67 gestorben (17%). Hierbei betrug die Sektionsfrequenz 55%.

Von der Komplikation Sepsis sind alle Altersgruppen gleichmäßig betroffen, das Durchschnittsalter ($\bar{x}$) beträgt 50 Jahre (Standardabweichung 21; Median 47,5; unterer Quartilsbereich 32,5; oberer Quartilsbereich 62,5) (Tabelle 11).

Tabelle 10. Geschlechtsverteilung, Mortalität und Sektionsfrequenz
bei den 20 Sepsisfällen

Geschlecht

Männlich	14	
Weiblich	6	

Patient gestorben:		Sektion
Ja	14	8
Nein	6	
Zahl der Patienten	20	
Mortalitätsquote (%)	70	

Tabelle 11. Altersverteilung der 20 Patienten mit der Komplikation
Sepsis. In Klammern wird die Zahl der Todesfälle angegeben

Alter (Jahre)	n	
15–20	2	(1)
20–25	1	
25–30	0	
30–35	2	(1)
35–40	1	(1)
40–45	3	(2)
45–50	2	(1)
50–55	0	
55–60	4	(3)
60–65	1	(1)
65–70	1	(1)
70–75	1	(1)
75–80	0	
80–85	2	(2)
85–90	0	

Die Aufschlüsselung nach der Art der Operationen, die bei diesen 20 Patienten vorgenommen wurden, zeigt Tabelle 12.

Der Hüftendoprothesenwechsel erfolgte bei Infekt als primär septischer Eingriff. Alle Indikationen zu diesen Operationen waren gesichert oder absolut; 5 Operationen wurden außerhalb der Dienstzeit (7.30–16.00 Uhr) durchgeführt. Die später dargelegte Tabelle 62 gibt die Uhrzeit des Operationsbeginns für alle operationsunabhängigen Komplikationen gemeinsam wieder. Auch die Operationsdauer und die Narkosedauer werden als Sammeltabelle später abgebildet (Tabelle 63).

Die Komplikation Sepsis trat bevorzugt auf:

1. bei Patienten, bei denen Operationen des Beckens und des Oberschenkels vorgenommen wurden;
2. bei Patienten mit schwerem stumpfem Bauchtrauma und interabdominellen Verletzungen;
3. bei Patienten mit der Kombination Mehrfachverletzung und Diabetes.

Tabelle 12. Durchgeführte Operationen bei den 20 Patienten mit der
Komplikation Sepsis

Art der Operation	n
Keine Operation	3
Stabilisierung:	
Becken	3
Sub- und pertrochanterer Oberschenkel	1
Oberschenkelschaft	3
Patella	1
Tibiakopf	1
Tibiaschaft	2
Schädeltrepanation	1
Endoprothetik:	
Totale Hüftgelenkendoprothese (TEP)	2
Totaler Hüftendoprothesenwechsel	1
Femurteilersatz	1
Laparotomie bei:	
Stumpfem Bauchtrauma	2
Milzruptur	2
Mesenterialverletzung	2
Abdomineller Lavage	1
Thoraxdrainagen	2

Von 20 Patienten, die am septischen Infektionszustand erkrankten, waren *12 Mehrfach-verletzte* und 12 Patienten im Unfallschock bei der Aufnahme (60%).

Entsprechend den angegebenen Definitionen müssen bei den 20 Sepsispatienten insgesamt 77 Risikofaktoren und Zweiterkrankungen bei der stationären Aufnahme angegeben werden. Im Durchschnitt weist jeder Patient 3,85 dieser Risikofaktoren auf; 7 der 14 gestorbenen Patienten waren polytraumatisiert. Patienten ohne jeden präoperativ diagnostizierten Risikofaktor und/oder jede Zweiterkrankung gab es in dieser Gruppe nicht (Tabelle 13).

Die Sepsis gliedert sich in eine Kette weiterer Komplikationen ein. Zu 65% geht die Sepsis mit kardiopulmonalen Komplikationen einher (Tabelle 14). Von diesen 13 Fällen traten sie 5mal am gleichen Tag auf. 7mal ging die kardiopulmonale Insuffizienz um mindestens einen Tag voraus. Einmal wurde zuerst die Septikämie diagnostiziert, und die kardiopulmonale Komponente beherrschte erst später das Krankheitsgeschehen. Die postoperativen abdominellen Komplikationen traten ausnahmslos zeitlich vor der Sepsis auf. Ein zeitlicher Zusammenhang zwischen Sepsis und postoperativen Infekten (Osteitis) besteht nicht.

Tabelle 13. Risikofaktoren und Zweiterkrankungen bei 20 Sepsisfällen

Risikofaktor	
Alter über 65 Jahre	4
Mehrfachverletzte	12
Unfallschock	12
Adipositas	3
Tumorpatienten	2
Chronischer Alkoholabusus	4
Reeingriff	1
Notfalleingriff	8
Offene Fraktur	2
Fieber	1
Blutungsneigung	3
Anämie	2
Klinisch manifeste kardiopulmonale Risiken	4
Zweiterkrankungen:	
Diabetes mellitus	5
Hypertonie	3
Varikosis	2
Kardiovaskuläre Erkrankung	4
Harnweginfekt	1
Chronische Nierenerkrankung	1
Chronische Magen-Darm-Erkrankung	2
Arterielle Verschlußkrankheit	1

Tabelle 14. Zusätzliche Komplikation bei 20 Sepsisfällen

Lungenembolie	1
Tiefe Becken-Bein-Venenthrombose	1
Kardiopulmonale Komplikation	13
Dekubitus	3
Abdominelle Komplikation	7
Nervenläsion (Druckschaden)	6
Akute Nachblutung	3
Hämatom	5
Lokale Infektion	2
Osteitis	2
Tiefe Infektion	5

Die relativ hohe Anzahl (6) der Peroneusläsionen entstand als Druckschaden bei intensivpflichtigen Patienten.

Die stationäre Liegezeit vor Auftreten der Sepsis bei den 20 Patienten zeigt Tabelle 15. Im Mittel tritt die Komplikation Sepsis 10 Tage nach der Operation bzw. bei den nichtoperierten Patienten nach der stationären Aufnahme auf (Standardabweichung 5,1).

Die stationäre Aufenthaltsdauer der 20 Sepsispatienten wird durch den Eintritt des Todes bestimmt. Sechs Wochen nach der stationären Aufnahme waren 13 der 14 Sepsisfälle

Tabelle 15. Stationäre Liegezeit der Patienten vor Auftreten der Sepsis

Tage	Zahl der Patienten
2	1
3	2
6	1
7	3
8	3
9	3
11	1
13	2
14	1
15	1
20	1
22	1

Tabelle 16. Stationäre Aufenthaltsdauer der 20 Sepsispatienten

Klinikaufenthaltsdauer (Tage)	Zahl der Patienten (Sepsisfälle mit Todesfolge)	
0–10	0	
10–15	6	(6)
15–20	2	(2)
20–25	1	(1)
25–30	1	
30–35	2	(2)
35–40	1	(1)
40–45	1	(1)
45–50	0	
50–55	0	
55–60	0	
Über 60	6	(1)

mit Todesfolge gestorben. Die Patienten, die die schwere Komplikation der Sepsis und des septischen Schocks überlebt haben, hatten einen Klinikaufenthalt von über 60 Tagen (Tabelle 16). Die septischen Infektionszustände der 6 Patienten, die diese Komplikation überlebten, dauerten: 5, 9, 10, 18, 25 und 32 Tage.

Bei der beobachteten Keimverteilung entfielen mehr als 2/3 auf *Staphylococcus aureus* und *Staphylococcus epidermidis*; Streptokokken sind nachrangig anzugeben.

Ausgangspunkt der Sepsis war bei 12 Patienten der Respirationstrakt. Einmal lag eine eitrige Urethritis vor. Nicht immer konnten weitere Ursachen geklärt werden.

1. Nahezu 2/3 aller Patienten, die an einer Sepsis erkrankten, waren Mehrfachverletzte. Knapp die Hälfte der Verletzten mußte sofort nach Sicherung der vitalen Funktionen operiert werden. Die weitere Therapie erfolgte auf der Intensivstation, vielfach mit Venenkatheter, Blasenkatheter, Trachealtubus, Thoraxdrainage, Wunddrainage, Hämo-filtration.

Hauptursachen der Sepsis sind medikotechnische Maßnahmen, die das Eindringen der Erreger in den Körper erleichtern.

2. Die 2. Patientengruppe, die von der Sepsis betroffen wird, sind in unserem Krankengut alte Menschen mit der Belastung kardiopulmonaler und kardiovaskulärer Erkrankungen, Diabetes, Hypertonie, etc., der hüftgelenknahen und Hüftgelenkchirurgie.

3.3 Komplikation: Lungenembolie

Die Lungenembolie kommt in zeitlichem und kausalem Zusammenhang mit operativen Eingriffen und Anästhesie vor (Kolb 1972).

Um die Morbidität und Mortalität thromboembolischer Komplikationen in vertretbaren Grenzen zu halten, wird neben allgemein physikomechanischen eine medikamentöse Prophylaxe gefordert und durchgeführt.

Im gesamten Zeitraum der Untersuchung wurde Heparin in der Dosierung 3mal 5000 IE subkutan verabreicht. Da Heparinaktivitätsmessungen zeigten, daß die Aktivität stark vom Körpergewicht abhängt, erhalten übergewichtige, ebenso wie anamnestisch belastete Patienten 4mal 5000 IE (Witt et al. 1981).

Im Untersuchungszeitraum 1.1.1979 bis 31.12.1983 erlitten 41 unfallchirurgische Patienten 43 klinisch-manifeste Lungenembolien. Zwei Patienten waren im zeitlichen Abstand von einer 2. Lungenembolie betroffen.

Bezogen auf 14 682 unfallchirurgische Operationen und Eingriffe, die vom 1.1.1979 bis 31.12.1983 durchgeführt wurden, beträgt die Lungenemboliefrequenz 0,28% (Tabelle 17).

Entsprechend des oben angegebenen Vorgehens erhielten 3 der 41 Patienten präoperativ 4mal 5000 IE Heparin. Zwei Patienten, die eine Lungenembolie erlitten, wurden nicht operiert.

Einmal handelte es sich um eine konservativ behandelte LWK-Fraktur, und der 2. Fall betraf einen Mehrfachverletzten nach Sturz aus 6 m Höhe mit Commotio cerebri, Beckenringfraktur, Schulterluxation und Querfortsatzfraktur LWK 1. Eine Operationsindikation bestand bei diesen beiden Patienten nicht.

Tabelle 17. Häufigkeitsverteilung Lungenembolie 1979 bis 1983, Zahl der Patienten = 41

Jahr	Fallzahl Lungenembolie (davon nicht operiert)		Komplikationsrate (%) bezogen auf die durchgeführten Operationen
1979	6		0,21
1980	11	(1)	0,35
1981	13		0,46
1982	7	(1)	0,19
1983	6		0,20
Zahl der Komplikationen: 43			0,28

52

Tabelle 18. Geschlechtsverteilung, Mortalität und Sektionsrate bei 43 Lungenembolien

Geschlecht:

Männlich	14	
Weiblich	27	

Patient gestorben:		Sektion
Ja	23	9
Nein	18	
Zahl der Patienten	41	
Mortalitätsquote (%)	56	

Die Lungenembolie trat bei Frauen zu 66% und Männern zu 34% auf, die Letalität betrug 56%. Unter den Lungenembolien mit Todesfolge waren 9 Männer und 14 Frauen (Tabelle 18).

Das Durchschnittsalter dieser Patientengruppe liegt mit 69 Jahren (Standardabweichung 14; Median 67,5; unterer Quartilsbereich 62,5; oberer Quartilsbereich 77,5) im höheren Alter. 71% dieser Patienten waren über 65 Jahre alt. Die 4 jüngeren Patienten im Alter zwischen 35 und 45 Jahren haben die gefürchtete Komplikation Lungenembolie überlebt (Tabelle 19).

Eine Aufschlüsselung nach Art der Operationen, die an diesen 41 Patienten vorgenommen wurden, zeigt Tabelle 20. (Die Zahlen in Klammern geben die Operationen der 23 Patienten mit tödlichen Lungenembolien an.)

Die Operationsindikation wird bei 3 Patienten mit der Diagnose Koxarthrose als relativ angegesehen. Bei 39 operierten Patienten mit der nachfolgenden Komplikation der Lungenembolie betrafen 37 Eingriffe die untere Extremität gegenüber 5 Operationen oberhalb des Beckens und 4 Laparotomien. Die Angaben zeigen die *hohe Lungenembolierate bei Ein-*

Tabelle 19. Altersverteilung der Lungenemboliepatienten, n = 41

Alter (Jahre)	Anzahl	(davon gestorben)
30– 35	0	
35– 40	2	
40– 45	2	
45– 50	0	
50– 55	3	(3)
55– 60	2	(2)
60– 65	3	(2)
65– 70	9	(3)
70– 75	6	(3)
75– 80	7	(5)
80– 85	1	(1)
85– 90	4	(2)
90– 95	1	(1)
95–100	1	(1)

Tabelle 20. Operationen, die bei den Patienten mit Lungenembolie vorgenommen wurden

Art der Operation	Zahl der Operationen	Gestorben	(%)	(%)
Keine Operation	2			
Stabilisierung:				
Wirbelsäule	1	(1)	0,68	
Humeruskopf	1	(1)	0,39	
Humerusschaft	1		1,01	
Ellengelenk	1		0,42	
Becken	3	(1)	6,52	
Sub- und pertrochanterer Oberschenkel	9	(6)	2,70	(1,80)
Distaler Oberschenkel	1	(1)	0,53	
Tibiakopf	2		1,44	
Tibiaschaft	1	(1)	0,38	
OSG	4	(1)	0,53	
OSG Bänder	1		0,35	
Verbundosteosynthese	1	(1)	1,12	
Schädeltrepanation	1	(1)	0,93	
Kniegelenkmobilisation in Narkose	1		0,79	
Hämatomausräumung OS	1		0,53	
Großer septischer Eingriff am Knochen	1		0,34	
Endoprothetik:				
Einfache Prothese (EP)	1	(1)	0,95	
Totale Hüftgelenkendoprothese (TEP)	12	(9)	1,82	(1,36)
Totaler Hüftgelenkendoprothesenwechsel	1	(1)	2,78	
Laparotomie bei:				
Stumpfem Bauchtrauma	2	(2)		
Milzruptur	1	(1)	2,96	> (2,96)
Mesenterialwurzelverletzung	1	(1)		

griffen des Beckens und der hüftgelenknahen Region um .das 7fache zu Stabilisierungen an der oberen Extremität.

Die Tabellen 62 und 63 geben als Sammeldarstellungen die Zeit des Operationsbeginns und die Operations- und Narkosedauer wieder.

Lediglich 5% der Operationen der Patienten mit der Komplikation Lungenembolie wurden außerhalb der Dienstzeit begonnen.

Entsprechend den angegebenen Definitionen müssen bei 41 Patienten, die 43 Lungenembolien aufwiesen, insgesamt 155 Risikofaktoren und Zweiterkrankungen angegeben werden (Tabelle 21). Im Durchschnitt ist jeder Patient bereits bei der stationären Aufnahme mit 3,78% dieser Risiken und Zweiterkrankungen belastet. In dieser Gruppe sind unter den 12 Übergewichtigen 9 Frauen und 3 Männer. Gleichzeitig sind 8 der adipösen Frauen sowie die 3 Männer älter als 65 Jahre.

54

Tabelle 21. Risikofaktoren und Zweiterkrankungen bei 41 Lungenemboliepatienten. (In Klammer wird die Zahl der Todesfälle angegeben.)

Risikofaktoren

Alter über 65 Jahre	29	(15)
Mehrfachverletzte	6	(2)
Unfallschock	3	(1)
Adipositas	12	(5)
Tumorpatienten	5	(3)
Osteoporose	5	(4)
Chronischer Alkoholabusus	3	
Hautkontusionen	1	
Reeingriff	5	(2)
Notfalleingriff	5	(4)
Anämie	2	
Klinisch manifeste kardipulmonale Risiken	28	(13)

Zweiterkrankungen:

Diabetes mellitus	6	(5)
Hypertonie	7	(4)
Varikosis	6	(2)
Kardiovasculäre Erkrankung	20	(13)
Kardiopulmonale Erkrankung	5	(2)
Harnweginfekt	3	
Chronische Nierenerkrankung	2	(2)
Arterielle Verschlußkrankheit	2	

Die Lungenemboliepatienten sind:

zu 71% älter als 65 Jahre,
zu 68% durch kardiopulmonale Risiken,
zu 48% durch kardiovaskuläre Erkrankungen,
zu 29% durch Adipositas gefährdet (Abb. 10).

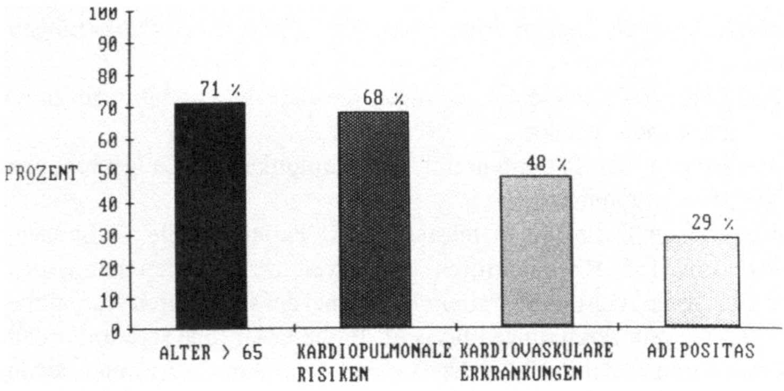

Abb. 10. Risikofaktoren bei Lungenembolien (n = 41)

Tabelle 22. Zusätzliche Komplikationen bei 35 Lungenemboliepatienten

Sepsis	1
Tiefe Becken-Bein-Venenthrombose	9
Kardiopulmonale Komplikation	16
Dekubitus	2
Postoperative abdominelle Komplikation	1
Nervenläsion (Druckschaden)	2
Akute Nachblutung	1
Hämatome	3
Reluxation bei Hüftgelenkendoprothese	1
Wunddehiszenz	2
Wundrandnekrose	1

Die Lungenembolie ist eine Komplikation, die mit zusätzlichen, den Behandlungsverlauf gravierend beeinflussenden Situationen einhergeht (Tabelle 22).

Wie zu erwarten, geht das Emboliegeschehen mit einer großen Anzahl von kardiopulmonalen Komplikationen einher (39%). Lediglich bei 9 Patienten konnte als Ausgangspunkt eine tiefe Becken-Bein-Venenthrombose festgestellt werden (22%).

Sechs Patienten (1 Mann, 5 Frauen), die alle starben, hatten außer der Lungenembolie keine weitere Komplikation. Zwei Patienten, die eine tiefe Becken-Bein-Venenthrombose hatten, deren Verlauf durch rezidivierende Embolien gekennzeichnet war, wurden operiert und die Okklusion der Vena cava inferior durch Einsetzen eines Mobin-Uddin-Filters vorgenommen.

Das thromboembolische Ereignis war bei 5 Patienten so schwerwiegend, daß der plötzliche Tod jeder intensivmedizinischen Maßnahme zuvorkam.

Fünf Patienten mit weniger dramatisch verlaufender Embolie verblieben auf der peripheren Station und wurden hochdosiert mit Heparin in der angegebenen Weise behandelt und überlebten. In einem Fall kam die Streptasentherapie zur Anwendung. Ebenso wie bei

Tabelle 23. Stationäre Aufenthaltsdauer der 41 Lungenemboliepatienten. Die Zahlen *in Klammern* geben die Fälle mit Todesfolge an

Klinikaufenthaltsdauer in Tagen	Zahl der Patienten (davon Todesfälle)	
0–10	3	
10–15	7	
15–20	4	(3)
20–25	1	
25–30	4	(3)
30–35	6	(5)
35–40	0	
40–45	1	
45–50	4	
50–55	3	
55–60	2	(1)
Über 60	6	

der Sepsis wird auch bei den von der Lungenembolie betroffenen Patienten die Aufenthaltsdauer durch den Eintritt des Todes bestimmt (Tabelle 23).

In den ersten 5 Wochen der Klinikaufnahme ereigneten sich 22 der 25 Todesfälle.

Die Dauer der stationären Liegezeit vor Auftreten der Lungenembolie (vom Operations- bzw. Aufnahmedatum aus gerechnet) ist bei 41 Patienten in Tabelle 24 angegeben.

Im Mittel trat die Lungenembolie 13 Tage nach der Operation bzw. bei nichtoperierten Patienten nach der stationären Aufnahme auf (Standardabweichung 7,61%). Die Dauer der Heparingabe bei diesen Patienten lag im Mittel bei 35 Tagen.

Tabelle 24. Stationäre Liegezeit vor Auftreten der Lungenembolie

Zeit (Tage)	Zahl der Patienten
1	2
3	3
5	1
6	2
7	2
8	4
9	1
10	4
11	1
12	2
13	3
14	3
15	2
17	1
19	2
21	1
22	1
23	2
24	1
26	1
28	1
34	1

Daraus ergibt sich:

1. Trotz einer etablierten Thromboseprophylaxe mit Heparin 3mal 5000 IE und physikalischer Basismaßnahmen gehört die Lungenembolie zu den gefürchteten unvermeidbaren Komplikationen. Die Letalität lag bei 56%. Oft wird erst autoptisch das Ausmaß des pulmonalen Verschlusses erkannt.
2. Bei Eingriffen des Beckens und der unteren Extremität in Kombination mit den Risikofaktoren des Lebensalters über 65 Jahre, kardiopulmonalen und kardiovaskulären Erkrankungen, Adipositas und Überwiegen des weiblichen Geschlechts ist mit der erhöhten Gefahr der Lungenembolie zu rechnen.

3.4 Komplikation: tiefe Becken-Bein-Venenthrombose

Die Thrombogenese basiert auf den als Virchow-Trias beschriebene Faktoren. In der Unfallchirurgie kommen komplexe Verletzungen von Knochen und Weichteilen, Kontusionen mit ödematöser Stauung hinzu. Die Freisetzung großer Mengen von Gewebethromboplastin bedeutet vermehrte Thrombosehäufigkeit. Der frühposttraumatische hypovolämische Schock zeigt thrombogenetische Wirkung. Es folgt die Kausalkette: Strömungsverlangsamung – Plättchenaggregation – Steigerung der Gerinnungsaktivität und Thrombose (Feldkamp 1981).

Im Untersuchungszeitraum 1.1.1979 bis 31.12.1983 wurden 21 tiefe Becken-Bein-Venenthrombosen ermittelt (Tabelle 25).

Bezogen auf 14 682 unfallchirurgische Operationen am Bewegungsapparat, die vom 1.1.1979 bis 31.12.1983 durchgeführt wurden, beträgt die tiefe Thrombosefrequenz 0,14%.

Eine Patientin mit vorderer Beckenringfraktur wurde nicht operiert.

Frauen sind von der Thrombose 2mal häufiger betroffen als Männer (Tabelle 26).

Tabelle 25. Häufigkeitsverteilung tiefer Thrombosen, Becken-Bein-Venenthrombosen. Zahl der Patienten: 21, Zahl der Komplikationen: 21

Jahr	Fallzahl Thrombose (davon nicht operiert)	Komplikationsrate (%) (bezogen auf die durchgeführten Operationen)
1979	7	0,24
1980	4	0,14
1981	4 (1)	0,11
1982	4	0,13
1983	2	0,07

Tabelle 26. Geschlechtsverteilung, Mortalität und Sektionsrate bei 21 Patienten mit tiefen Becken-Bein-Venenthrombosen

Geschlecht:

Männlich	7
Weiblich	14

Patient gestorben: Sektion

Ja	4	2
Nein	17	
Zahl der Patienten	21	
Mortalitätsquote (%)	19	

58

Analyse der 4 Todesfälle

Geschlecht:	weiblich,
Alter:	über 75 Jahre,
Operation:	einmal keine Operation (wegen Beckenringfraktur),
	2mal pertrochantere Oberschenkelfraktur,
	einmal Implantation einer TEP bei medialer Schenkelhalsfraktur.

Die Verläufe ähneln sich:

1. 2mal am 3., einmal am 4. Tag nach Aufnahme: Operation;
2. Auftreten der Thrombose am 2., 4., 6. Tag postoperativ;
3. Lungenembolie nach Diagnosestellung der Thrombose am 3., 22., 26. Tag;
4. Tod am gleichen Tag der Lungenembolie,
   nach 1 Tag der Lungenembolie,
   nach 3 Tagen der Lungenembolie.

Das Durchschnittsalter beträgt 64 Jahre (Standardabweichung 20, Median 67,5, unterer Quartilsbereich 47,5, oberer Quartilsbereich 77,4) (Tabelle 27).

Bei den 2 Patienten im Alter zwischen 15 und 25 Jahren handelte es sich um junge Männer ohne jedes Risiko unter entsprechender Heparindosierung; beide wurden am Kniegelenk (Kniebänder, Meniskektomie) operiert.

Eine Aufschlüsselung der Operationen, die an den 21 Patienten mit der Komplikation der tiefen Becken-Bein-Venenthrombose vorgenommen wurde, zeigt Tabelle 28.

Tabelle 27. Altersverteilung der 21 Patienten mit der Komplikation der tiefen Becken-BeinVenenthrombose

Alter (Jahre)	Anzahl der Patienten	Davon gestorben
0– 15	0	
15– 20	1	
20– 25	1	
25– 30	0	
30– 35	0	
35– 40	1	
40– 45	1	
45– 50	1	
50– 55	0	
55– 60	0	
60– 65	4	
65– 70	3	
70– 75	2	
75– 80	5	(3)
80– 85	0	
85– 90	0	
90– 96	1	(1)
95–100	1	

Tabelle 28. Operationen bei den Patienten mit Becken-Bein-Venenthrombose

Art der Operation	Zahl der Operationen	(%)
Keine Operationen	1	
Stabilisierung:		
Becken	1	2,17
Sub- und pertrochanterer Oberschenkel	4	1,20
Oberschenkelschaft	1	0,53
OSG	1	0,13
Gelenkoperationen:		
Meniskektomie	1	0,40
Kniebänder	2	0,40
Metallentfernung untere Extremität	1	0,06
Endoprothetik:		
Einfache Prothese	1	0,95
Totale Hüftgelenkendoprothese (TEP)	8	1,21
TEP-Wechsel	1	2,78

Tabelle 29. Weitere Risikofaktoren und Zweiterkrankungen der 21 Thrombosepatienten

Risikofaktoren:

Alter über 65 Jahre	12
Mehrfachverletzte	2
Unfallschock	1
Adipositas	4
Tumorpatienten	1
Osteoporose	2
Chronischer Alkoholabusus	3
Reeingriff	2
Notfalleingriff	1
Klinische manifeste kardiopulmonale Risiken	14

Zweiterkrankungen:

Diabetes mellitus	2
Hypertonie	7
Varikosis	6
Kardiovaskuläre Erkrankung	8
Kardiopulmonale Erkrankung	3
Chronische Nierenerkrankung	1
Chronische Magen-Darm-Erkrankung	1
Arterielle Verschlußkrankheit	2

Die 21 Operationen, die hier durchgeführt wurden, lokalisieren sich ausschließlich auf die untere Extremität, über die Hälfte dieser Eingriffe auf den Hüftgelenk- und hüftgelenknahen Bereich. Eine relative Operationsindikation bestand bei 6 Koxarthrosen.

Die Tabellen 62 und 63 geben als Sammeldarstellungen die Zeit des Operationsbeginns und die Operations- und Narkosedauer wieder.

21 Thrombosepatienten waren durch insgesamt 72 Risikofaktoren und Zweiterkrankungen vorbelastet; 3,43 Risikofaktoren kommen auf jeden dieser Patienten (Tabelle 29). Prädisponierende Faktoren sind klinisch manifeste kardiopulmonale Risiken und Erkrankungen, Alter über 65 Jahre, Hypertonie und Varikosis.

43% der Patienten mit tiefer Becken-Bein-Venenthrombose erlebten während des stationären Aufenthalts eine Lungenembolie, 3mal mit Todesfolge (Tabelle 30). Wie schon beschrieben, erhielten 2 dieser Patienten therapeutisch einen Kavaschirm. Die Dauer des stationären Aufenthalts der Thrombosepatienten ist in Tabelle 31 wiedergegeben.

Die Dauer der Heparingabe lag bei 20 Patienten im Mittel bei 44 Tagen.

Tabelle 30. Zusätzliche Komplikationen bei 21 Thrombosepatienten

Sepsis	1
Lungenembolie	10 (bei 9 Patienten)
Kardiopulmonale Komplikation	3
Dekubitus	1
Nervenläsion (Druckschaden)	1
Lokale Infektion	1
Operationstechnische Komplikation	1
Hüftprothesenluxation	1
Tiefe Infektion	1

Tabelle 31. Stationäre Aufenthaltsdauer der 21 Thrombosepatienten

Klinikaufenthaltsdauer (Tage)	Zahl der Patienten	Davon Todesfälle
0–10	0	
10–15	1	
15–20	1	(1)
20–25	1	
25–30	1	
30–35	4	(1)
35–40	1	
40–45	3	(1)
45–50	2	(1)
50–55	2	
55–60	1	
Über 60	4	

Thrombose und Lungenembolie

Die 9 Patienten, die sowohl eine Thrombose als auch eine Lungenembolie hatten, waren ausnahmslos Frauen, wovon 3 starben. Die Operationen erstreckten sich auf die Region untere Extremität einschl. Endoprothetik (4). Prädisponierende Faktoren waren hohes Alter (6) und klinisch manifeste kardiopulmonale Risiken (8). Als Zweiterkrankung dominierten Varikosis (3) und kardiovaskuläre Erkrankungen (5).

3.5 Kardiopulmonale Komplikation

Die Punkte dieses zusammenfassenden Begriffs wurden dargelegt. Im einzelnen sind dies: Herzinfarkt, Herzinsuffizienz, akut auftretende Rhythmusstörungen, Pneumonie, pulmonale respiratorische Insuffizienz mit Pleuraerguß und Cor pulmonale.

Es handelt sich um eine in der Klinik erworbene Komplikation, wobei das Augenmerk auf die Begleiterkrankungen zu richten ist. Gegenüber den lokalen beinhalten diese allgemeinmedizinisch-anästhesiologischen Komplikationen die Gefahr einer akuten Lebensbedrohung.

Von kardiopulmonalen Komplikationen waren im Zeitraum 1.1.1979 bis 31.12.1983 66 Patienten betroffen. Von 402 Patienten, die in diesem Zeitraum in die Studie aufgenommen werden mußten, hatte jeder 6. auch diese Komplikation (Tabelle 32).

Bezogen auf 14 682 unfallchirurgische Operationen und Eingriffe, die vom 1.1.1979 bis 31.12.1983 durchgeführt wurden, beträgt die Rate kardiopulmonaler Komplikationen 0,42%.

Von 66 Patienten wurden 4 nicht operiert; 2 Patienten hatten auch eine Sepsis (Kasuistik s. Abschn. 3.2).

Eine Patientin mit vorderer Beckenringfraktur gehörte zu dieser Komplikationsgruppe. Sie hatte ferner eine tiefe Thrombose und starb an akutem Herzversagen.

Eine 84jährige Patientin mit den Aufnahmediagnosen pertrochantere Oberschenkelfraktur und Diabetes mellitus erlitt einen Tag nach der stationären Klinikaufnahme einen

Tabelle 32. Häufigkeitsverteilung der kardiopulmonalen Komplikationen 1979 bis 1983. Zahl der Patienten: 66

Jahr	Fallzahl der kardiopulmonalen Komplikationen (davon nicht operiert)		Komplikationsrate (%), bezogen auf die durchgeführten Operationen
1979	13		0,45
1980	17	(2)	0,53
1981	13	(2)	0,39
1982	15		0,48
1983	8		0,26
Gesamtzahl der Komplikationen: 66			0,42

62

Tabelle 33. Geschlechtsverteilung, Mortalität und Sektionsrate bei 66 Patienten mit kardiopulmonalen Komplikationen, Zahl der Kompliationen: 66

Geschlecht:		
Männlich	29	
Weiblich	37	
Patient gestorben:		Sektion
Ja	41	15
Nein	25	
Mortalitätsquote (%)	62	

apoplektischen Insult und kam nach 5 weiteren Tagen in ein Herz-Kreislauf-Versagen. Die Sektion erbrachte intrazerebrale Massenblutungen.

Kardiopulmonale Komplikationen traten zu 56% bei Frauen auf. Die Letalität dieser allgemeinmedizinischen Komplikation liegt mit 62% hoch. Von den insgesamt 67 gestorbenen Patienten hatten 41 (61%) auch kardiopulmonale Komplikationen (Tabelle 33).

Das Durchschnittsalter dieser Patientengruppe liegt bei 63 Jahren (Standardabweichung 23, Median 67,5, unterer Quartilsbereich 42,5, oberer Quartilsbereich 82,5). 36 (54,5%) der Patienten waren älter als 65 Jahre (Tabelle 34). Unter den 41 gestorbenen Patienten waren 26 Frauen und 15 Männer; über die Hälfte (22) der Kranken war älter als 75 Jahre.

Tabelle 34. Altersverteilung der 66 Patienten mit kardiopulmonalen Komplikationen und die Verteilung mit Todesfolge

Alter (Jahre)	Anzahl der Patienten	Davon gestorben
15— 20	4	(2)
20— 25	2	(0)
25— 30	2	(1)
30— 35	3	(2)
35— 40	1	(0)
40— 45	5	(3)
45— 50	2	(1)
50— 55	1	(1)
55— 60	5	(4)
60— 65	5	(2)
65— 70	4	(1)
70— 75	3	(2)
75— 80	9	(7)
80— 85	12	(9)
85— 90	5	(4)
90— 95	1	(1)
95—100	2	(1)

84 Eingriffe wurden an diesen 66 Patienten vorgenommen, davon betrafen 35 Operationen Becken, Hüftgelenk und die hüftgelenknahe Region einschl. Endoprothetik (41%) (Tabelle 35).

Tabelle 35. Durchgeführte Operationen bei den Patienten (n = 66) mit kardiopulmonalen Komplikationen

	n	(%)
Keine Operation	4	
Stabilisierung:		
Wirbelsäule	2	1,35
Humeruskopf	2	0,77
Becken	3	6,52
Schenkelhals	1	1,80
Sub- und pertrochanterer Oberschenkel	5	1,80
Oberschenkelschaft	5	2,63
Patella	1	1,09
Tibiakopf	1	0,72
Tibiaschaft	4	1,52
OSG	3	0,39
Verbundosteosynthese	2	2,25
OSG-Bänder	1	0,35
Schädeltrepanation	1	0,93
Laminektomie	1	2,22
Weichteiltumoren	1	0,26
Thorakotomie	1	2,2
Thoraxdrainagen	5	1,67
Plastische Eingriffe	3	0,72
Metallentfernungen	2	0,11
Große septische Knocheneingriffe	2	0,69
Stationäre große Wundversorgung	1	0,08
Spongiosaentnahme	1	0,25
Abdominelle Lavage	1	0,59
Endoprothetik:		
Einfache Prothese	4	3,81
Totale Hüftgelenkendoprothese	20	3,03
Totaler Hüftgelenkendoprothesenwechsel	2	5,56
Schlittenprothese	1	0,69
Femurteilersatz	1	0,52
Laparotomie bei:		
Stumpfem Bauchtrauma	2	
Milzruptur	2	5,19
Mesenterialwurzelverletzung	3	

Auf 66 Patienten mit postoperativen kardiopulmonalen Komplikationen fallen präoperativ insgesamt 275 Risikofaktoren und Zweiterkrankungen; pro Patient 4,16 (Tabelle 36).

Diese postoperative Komplikation wird entscheidend durch den Gesundheitszustand schon bei der Aufnahme bestimmt. Die Patienten mit kardiopulmonaler Komplikation sind

— zu 54,5% älter als 65 Jahre,
— zu 30,0% Mehrfachverletzte,
— zu 24,0% Patienten im Unfallschock.

64

Tabelle 36. Weitere Risikofaktoren und Zweiterkrankungen der 66 Patienten
mit kardiopulmonalen Komplikationen

Risikofaktoren:	n
Alter über 65 Jahre	36
Mehrfachverletzte	20
Unfallschock	16
Adipositas	9
Kachexie	3
Tumorpatienten	4
Osteoporose	4
Chronischer Alkoholabusus	13
Hautkontusionen	2
Wiederholungseingriffe	4
Notfalleingriffe	15
Offene Fraktur	2
Präoperatives Fieber	3
Blutungsneigung	6
Anämie	9
Manifeste kardiopulmonale Risiken	40
Zweiterkrankungen:	
Diabetes mellitus	16
Hypertonie	11
Varikosis	6
Kardiovasculäre Erkrankungen	28
Chronische pulmonale Erkrankungen	8
Harnweginfekt	8
Chronische Nierenerkrankung	7
Chronische Magen-Darm-Erkrankung	2
Arterielle Verschlußkrankheit	2
Sonstige	1

Bei 22,7% mußte nach Sicherung der vitalen Funktionen unmittelbar operiert werden.

Zu 61,0% waren diese Patienten durch klinisch manifeste kardiopulmonale Risiken,
zu 24,0% durch Diabetes mellitus,
zu 16,7% durch Hypertonie,
zu 42,4% durch kardiovaskuläre Erkrankungen gefährdet.

Das Ineinandergreifen dieser und weiterer Komplikationen ist charakteristisch. So weist die Gruppe folgende weitere Komplikationen auf (Tabelle 37).

65% der Sepsispatienten, 39% der Lungenemboliepatienten, 8 Patienten mit 11 postoperativen abdominellen Schwierigkeiten und knapp die Hälfte der Patienten mit postoperativen Prothesenluxationen haben auch kardiopulmonale Komplikationen.

Zum einen handelt es sich um alte Patienten, wiederum mit Versorgung des Hüftgelenks und hüftgelenknahen Frakturen, zum anderen um mehrfachverletzte, intensivpflichtige Patienten, wobei die intraabdominellen Verletzungen mit nachfolgender Beatmung ein weiteres Risiko darstellen.

Tabelle 37. Zusätzliche Komplikationen der 66 Patienten mit kardiopulmonalen Komplikationen

Zusätzliche Komplikation	n
Sepsis	13
Lungenembolie	16
Tiefe Becken-Bein-Venenthombose	3
Dekubitus	5
Postoperative abdominelle Komplikationen	11
Nervenläsion (Druckschaden)	6
Herzbeutelempyem	1
Arterielle Embolie	1
Akute Nachblutung	9
Hämatom	18
Lokale Infektion	7
Nervenläsion (direkte Operationsfolge)	1
Operationstechnische Komplikation	2
Osteitis	1
Refraktur	1
Luxation nach Hüftprothesenimplantation	10
Serom	1
Tiefer Infekt	7
Wunddehiszenz	1
Wundrandnekrose	3

Tabelle 38. Stationäre Aufenthaltsdauer der 66 Patienten mit kardiopulmonalen Komplikationen

Klinikaufenthaltsdauer (Tage)	Zahl der Patienten	Davon Todesfälle
0–10	3	(3)
10–15	8	(8)
15–20	9	(8)
20–25	5	(5)
25–30	5	(3)
30–35	6	(3)
35–40	4	(4)
40–45	3	(2)
45–50	2	(1)
50–55	2	(1)
55–60	1	(1)
Über 60	18	(4)

Die Aufenthaltsdauer der Patienten in der Klinik ist in Tabelle 38 wiedergegeben.

Bei 49 Patienten (74,2%) waren diese Krankheitserscheinungen so schwer, daß die Behandlung auf der Intensivstation erfolgte.

3.6 Abdominelle Komplikationen

Abdominelle Komplikationen treten in der Unfallchirurgie als Folge von Traumen und Streß auf. Wir fanden Cholostase, ulzerierende Cholezystitis, Ulzera des Magens und Duodenums mit Blutung und Perforation, Ileus und Peritonitis.

Im Untersuchungszeitraum 1.1.1979 bis 21.12.1983 waren 12 Patienten mit 15 abdominellen Komplikationen betroffen (Tabelle 39).

Tabelle 39. Häufigkeitsverteilung abdomineller Komplikationen bei 12 Patienten

Jahr	Fallzahl abdominelle Komplikationen (davon nicht operiert)		Komplikationsrate (%) bezogen auf die durchgeführten Operationen
1979	1		0,04
1980	4	(3)	0,04
1981	5	(1)	0,14
1982	5	(2)	0,10
1983	—		
Zahl der Komplikationen:	15		0,06

Bezogen auf 14 682 unfallchirurgische Operationen und Eingriffe, die vom 1.1.1979 bis 31.12.1983 durchgeführt wurden, beträgt die Rate postoperativer abdomineller Komplikationen 0,06%.

Von den 12 erfaßten Patienten wurden 4 nicht operiert; 2 Verläufe werden hier kurz mitgeteilt.

Fall 1: St., W.: männlich, geb. 1.6.1942
Diagnose: Commotio cerebri, Beckenringfraktur, Schulterluxation, Querfortsatzfraktur LWK 1
Aufnahmedatum: 25.1.1982
Entlassungsdatum: 2.4.1982
Risikofaktoren: Mehrfachverletzung
Komplikation: Am 9.2.1982 Lungenembolie und *Cholestase* (gesichert durch Laparoskopie)
Behandlung. Intensivmedizinische Therapie, konservativ.
Intubation und Beatmung vom 9.2. bis 7.3.1982.
Besserung bis zum 19.3.1982
Komplikation: Lagerungsbedingte Peroneusparesen beidseits seit dem 7.3.1982
Behandlung: Physikalische Therapie. Anpassung von Peroneusschienen beidseits
Dauer der Heparingabe: 65 Tage
Nach Entlassung Fortsetzung der Antikoagulantientherapie mit Cumarin (Marcumar).

Fall 2: Sch., M., weiblich, geb. 22.2.1901

Diagnose:	Erstgradig offene Ellenbogengelenkfraktur
Aufnahmedatum:	19.7.1982
Sterbedatum:	17.8.1982
Risikofaktoren:	Alter über 65 Jahre, Unfallschock, Tumorerkrankung (Coecumtumor), offene Fraktur, Anämie, klinisch manifeste kardiopulmonale Risiken
Zweiterkrankung.	Hypertonie
Operationsindikation:	Aufgrund der Summe der Risiken und eines vorausgegangenen Suizidversuchs (Fenstersturz) nahm man von einer Osteosynthese Abstand
Komplikation:	Am 24.7.1982 tiefer, fulminant verlaufender Infekt Ellengelenk. Keimnachweis: Clostriden
Behandlung:	Am 24.7.1982 Oberarmamputation, intensivmedizinische Therapie
Komplikation:	Blutendes Ulcus ventriculi
Behandlung:	Konservativ-intensivmedizinisch
Patient gestorben am:	17.8.1982
Sektion:	Nein
Dauer der Heparingabe:	28 Tage

Wie bei den Kasuistiken, so mischt sich diese lebensbedrohliche Komplikation auch bei den weiteren Patienten in ein Gefüge zusätzlicher Komplikationen ein.

Von dieser Komplikation sind Frauen und Männer gleichermaßen betroffen, 8 von 12 Patienten starben (Tabelle 40).

Tabelle 40. Geschlechtsverteilung, Mortalität und die Zahl der Sektionen bei 12 Patienten mit 15 abdominellen Komplikationen

Geschlecht:		
Männlich	6	
Weiblich	6	
Patient gestorben:		Sektion
Ja	8	2
Nein	4	
Zahl der Patienten	12	
Mortalitätsquote (%)	67	

Die 8 gestorbenen Patienten waren:

1.–3. Von den 3 Frauen im Alter über 80 Jahre mit Operationen der Hüftgelenkendoprothetik bei medialen Schenkelhalsfrakturen hatten 2 ein blutendes Ulcus duodeni entwickelt, die 3. Patientin starb an einer ulzerierenden Cholezystitits mit Oberbauchperitonitis.

4. Eine 44jährige Frau starb nach septischem Hüftgelenkimplantatwechsel bei einer Vielzahl präoperativer Erkrankungen auch an einem blutenden Ulkus und blutenden Ösophagusvarizen (chronischer Alkoholabusus).

Tabelle 41. Altersverteilung der 12 Patienten mit abdominellen Komplikationen

Alter (Jahre)	Anzahl der Patienten	Davon gestorben
15– 20	1	(1)
20– 25	1	
25– 30	0	
30– 35	0	
35– 40	1	
40– 45	2	(2)
45– 50	0	
50– 55	0	
55– 60	1	(1)
60– 65	0	
65– 70	0	
70– 75	2	
75– 80	0	
80– 85	2	(2)
85– 90	1	(1)
90– 95	0	
95–100	1	(1)

Median = 57,5; unterer Quartilsbereich = 37,5; oberer Quartilsbereich = 82,5; $\bar{x}$ = 59,4; s = 25,68.

5. Eine 81jährige, Mehrfachverletzte mit blutendem Ulcus ventriculi (s. Fall 2, S 67).
6. Ein 19jähriger Polytraumatisierter im Schockzustand mit offener Patellafraktur und Milzruptur. Risikofaktoren bei Aufnahme: Anämie und erniedrigte Gerinnungsfaktoren. Der Verlauf auf der Intensivstation wurde bestimmt durch die Komplikation akute postoperative abdominelle Nachblutung am 3. postoperativen Tag.
Behandlung: sofortige Relaparotomie.
Komplikation: akute abdominelle Nachblutung aus den Bauchdecken noch am gleichen Tag.
Behandlung: sofortige Wundrevision.
Komplikation: kardiopulmonale Schwierigkeiten am 8. Tag nach Aufnahme.
Behandlung. Fortsetzung intensivmedizinischer Maßnahmen.
Komplikation. Ulcus ventriculi 30 Tage nach Aufnahme.
Komplikation: Hämatom nach Patellaosteosynthese.
Behandlung: Weichteilrevision Knie 30 Tage nach Aufnahme.
Komplikation: Sepsis 38 Tage nach Aufnahme.
Der Patient starb 45 Tage nach Aufnahme.
7. Ein 44jähriger mehrfachverletzter Patient (Kasuistik s. Pkt. 3.2: Sepsis), dessen stationärer Verlauf nach perforiertem Ulcus duodeni und einer rezidivierenden Ileussituation letal endete.
8. Ein 55jähriger Patient, der unter einer atypisch verlaufenden Sepsis und der weiteren Komplikation eines blutenden Ulkus starb.

Die Altersverteilung zieht sich gleichmäßig durch die Dezennien. Wie die Operationsliste und die Risikofaktoren für die Patientengruppe zeigen, handelte es sich in erster Linie

1. um Mehrfachverletzte,
2. um alte Menschen mit Operationen der Hüftgelenkregion.

Tabelle 42. Durchgeführte Operationen der 12 Patienten mit abdominellen Komplikationen

Art der Operation	n	(%)
Keine Operation	4	
Stabilisierung:		
Sub- und pertrochanterer Oberschenkel	1	0,30
Patella	1	1,09
Endoprothetik:		
Einfache Prothese (EP)	1	0,95
Totale Hüftgelenkendoprothese (TEP)	2	0,30
Totaler Hüftgelenkendoprothesenwechsel	1	2,78
Laparotomie bei Milzruptur	1	0,74
Thoraxdrainage	1	0,33
Große stationäre Wundversorgung	1	0,08

Tabelle 43. Risikofaktoren und Zweiterkrankungen der 12 Patienten mit abdominellen Komplikationen

Risikofaktoren:	n
Alter über 65 Jahre	6
Mehrfachverletzte	5
Unfallschock	3
Kachexie	2
Tumorpatient	1
Chronischer Alkoholabusus	1
Weichteilschaden	1
Reeingriff	1
Notfalleingriff	2
Offene Fraktur	2
Fieber	1
Blutungsneigung	3
Anämie	4
Kardiopulmonale Risiken	6
Zweiterkrankungen:	
Diabetes mellitus	3
Hypertonie	2
Kardiovaskuläre Erkrankungen	5
Chronische Nierenerkrankung	2
Chronische Magen-Darm-Erkrankung	2

Bei 12 Patienten mit 15 abdominellen Komplikationen bestanden bei der stationären Aufnahme insgesamt 52 Risikofaktoren und Zweiterkrankungen. Auf jeden Patienten kommen 4,33 dieser Faktoren erschwerend hinzu (Tabelle 43). Die starke Vorschädigung des Gesundheitszustands in dieser kleinen Gruppe wird durch die Auflistung hinreichend deutlich. Wie bereits die Fallbeispiele demonstrieren, bildet die abdominelle nur ein Glied in der Kette anderer Komplikationen (Tabelle 44).

Tabelle 44. Zusätzliche Komplikation der 12 Patienten mit abdominellen Komplikationen

Komplikation	n
Sepsis	4
Lungenembolie	1
Kardiopulmonale Komplikation	8
Nervenläsion (Druckschaden)	4
Akute Nachblutung	4
Hämatom	1
Lokale Infektion	1
Osteitis	1
Tiefe Infektion	3

Wegen der abdominellen Komplikation bei 12 Patienten mußten 8 Laparotomien mit den geeigneten Gegenmaßnahmen durchgeführt werden (B I, Ulkusumstechung, Ulkusexzision, Pyloroplastik, Darmabsaugung bei Ileus, Lösen von Verwachsungen, Platzbauchrevision).

11 der 12 Patienten mußten wegen der abdominellen Komplikation auf der Intensivstation bleiben. Tabelle 45 gibt einen Überblick über die Dauer des stationären Aufenthalts der Patienten; 7 der 8 gestorbenen Patienten starben innerhalb der ersten 45 Tage (Tabelle 45).

Tabelle 45. Stationäre Aufenthaltsdauer der 12 Patienten mit abdominellen Komplikationen

Klinikaufenthaltsdauer (Tage)	Zahl der Patienten	Davon gestorben
0–10	0	
10–15	2	(2)
15–20'	0	
20–25	2	(2)
25–30	1	(1)
30–35	1	(1)
35–40	0	
40–45	1	(1)
45–50	0	
50–55	0	
55–60	0	
Über 60	5	(1)

Aus dem Dargelegten läßt sich ableiten:

1. von abdominellen Komplikationen sind betroffen:
   — polytraumatisierte Patienten,
   — Patienten höheren Alters nach Operationen des hüftgelenknahen und Hüftgelenkbereichs.
2. Bezogen auf alle vom 1.1.1979 bis 31.12.1983 durchgeführten Eingriffe liegt die Komplikationsfrequenz für abdominelle Probleme vergleichsweise niedrig mit 0,061%.
3. Die Letalität bei einer großen Anzahl von Vorschädigungen der verschiedensten Organsysteme liegt jedoch bei über 67%.

3.7 Komplikation: Dekubitus

Die Prophylaxe, die Früherfassung und die Behandlung von Druckgeschwüren erfordern hohen persönlichen Einsatz sowohl des ärztlichen als auch des Pflegepersonals. Der einzige beeinflußbare Faktor der Verhinderung von Druckulzera ist die konsequente Druckentlastung.

Im Untersuchungszeitraum 1.1.1979–31.12.1983 wurden 22 Patienten mit Druckgeschwüren erfaßt (Tabelle 46).

Tabelle 46. Häufigkeitsverteilung Dekubitus bei 22 Patienten (1979 bis 1983)

Jahr	Fallzeit Dekubitus (davon nicht operiert)	Komplikationsrate (%) bezogen auf die durchgeführten Operationen
1979	6 (1)	0,17
1980	11	0,39
1981	13	0,46
1982	7	0,23
1983	6	0,20
Anzahl der Druckgeschwüre: 22		0,20

Bezogen auf 14 682 unfallchirurgische Operationen und Eingriffe, die vom 1.1.1979 bis 31.12.1983 durchgeführt wurden sind 0,29% Druckulzera festzustellen.

Ein Patient dieser Gruppe (H., O., männl., geb. 5.8.1910) wurde nicht operiert, da eine subkapitale Humerusfraktur ohne wesentliche Dislokation vorlag. Die konservative Behandlung bestand in der Anlage eines Desault-Verbandes. Bereits am 3. Tag nach der Ruhigstellung kam es zu einem Ulkus thorakal und den stetigen Druck. Die Abheilung erfolgte unter Druckentlastung nach 11 Tagen. Weitere Maßnahmen waren nicht notwendig.

Nahezu 2/3 der betroffenen Patienten waren Frauen; 6 der Patienten starben, wobei diese lokale Frühkomplikation nicht die Todesursache ist. Der Dekubitus ist Folge der Bettlägerigkeit bei schlechtem Allgemeinzustand (Tabelle 47).

Gut die Hälfte (12) dieser Patienten war über 65 Jahre alt (Tabelle 48).

Sechs Patienten waren Mehrfachverletzte, die auf der Intensivstation lagen.

72

Tabelle 47. Geschlechtsverteilung, Mortalität und Sektionsrate der 22 Patienten,
die auch einen Dekubitus hatten

Geschlecht:		
Männlich	9	
Weiblich	13	
Patient gestorben:		Sektion
Ja	6	3
Nein	16	
Zahl der Patienten	22	
Mortalitätsquote (%)	27	

Tabelle 48. Altersverteilung der 22 Patienten mit der lokalen Komplikation Dekubitus

Alter (Jahre)	Anzahl der Patienten
0−15	2
15−20	1
20−25	2
25−30	2
30−35	0
35−40	0
40−45	1
45−50	0
50−55	1
55−60	0
60−65	1
65−70	1
70−75	1
75−80	3
80−85	3
85−90	3
90−95	1

Median = 67,5; unterer Quartilsbereich = 25; oberer Quartilsbereich = 82,5; $\bar{x}$ = 57,5;
s = 28,95.

Tabelle 49 beinhaltet die Operationen, die an diesen 22 Patienten mit der Komplikation
Dekubitus durchgeführt wurden, alle Operationsindikationen waren absolut oder gesichert.

Abgesehen von der Halofixateuranlage, 2 Wirbelsäulenoperationen, den Wundversor-
gungen und der Anlage einer Thoraxdrainage betrafen bei 22 Patienten die weiteren 21
Operationen die Region unterhalb des Beckens. Die durchgeführten Operationen gingen mit
einer Immobilisierung der Patienten einher.

Wie bei den bereits beschriebenen Komplikationen, besteht auch in dieser Gruppe bei
der Aufnahme eine große Anzahl von Vorschädigungen; 3,68 dieser Risikofaktoren und
Zweiterkrankungen kommen auf jeden dieser Patienten (Tabelle 50).

Tabelle 49. Durchgeführte Operationen bei 22 Patienten mit der Komplikation Dekubitus

Operationsart	n	(%)
Keine Operation	1	
Stabilisierung:		
Wirbelsäule	2	1,35
Becken	1	2,17
Schenkelhals (davon einmal Epiphysiodese)	2	1,50
Sub- und pertrochanterer Oberschenkel	3	
Oberschenkelschaft	1	0,53
Tibiakopf (Verbundosteosynthese)	1	0,72
Tibiaschaft	2	0,76
OSG	2	0,26
Meniskektomie	1	0,27
Kniebänder	1	
OSG-Bänder	1	0,35
Halofixateuranlage	1	3,23
Spongiosaentnahme	1	0,25
Thoraxdrainage	1	0,33
Große stationäre Wundversorgung	2	0,17
Endoprothetik:		
Einfache Prothese	2	1,90
Totale Hüftgelenkendoprothese	4	0,61

Sechs der 22 Patienten (27%) hatten als einzige Komplikation das Druckgeschwür, betroffen waren 3 junge Männer mit Tibiaschaftfraktur (2) und einer nach Kniegelenkoperation, ein Wirbelsäulenoperierter, eine Frau mit pertrochanterer Oberschenkelfraktur und der Patient mit der konservativ behandelten subkapitalen Humerusfraktur. Bei den übrigen 16 Patienten fanden sich noch weitere Komplikationen (s. Tabelle 51).

Sechs der Patienten mit Dekubitus wurden über einen längeren Zeitraum auf der Intensivstation überwacht. Die Dekubituslokalisation zeigt Tabelle 52.

Die Dauer des stationären Aufenthalts wird einmal durch die Art der Verletzung und die Art der Operation bestimmt, verlängernd kann dann die Komplikation hinzutreten. Bei den 18 Patienten, die neben dem Druckgeschwür auch andere Komplikationen hatten, ist die Dauer der stationären Behandlung in erster Linie durch die schweren allgemeinmedizinischen Komplikationen bestimmt.

Die 4 Patienten, die während ihres Klinikaufenthalts lediglich die Komplikation Dekubitus aufwiesen, waren 18, 22, 30 und 47 Tage stationär. Zum Vergleich ist die mittlere Liegedauer für 1983 auf einer aseptischen Station mit 18 Tagen anzugeben.

Bei 17 Patienten konnte durch konservative Wundbehandlung ein hinreichender Erfolg erzielt werden; 5 Patienten mußten zusätzlich operativ behandelt werden.

In 2 Fällen reichte die Wundrevision mit Anfrischen der Granulationen und scharfer Säuberung der Wundränder sowie Sekundärnaht aus.

In einem Fall führte eine größere Weichteilrevision mit Sekundärnaht zum Verschluß.

Tabelle 50. Risikofaktoren und Zweiterkrankungen der 22 Patienten mit der Komplikation Dekubitus

Risikofaktoren:	n
Alter über 65 Jahre	12
Mehrfachverletzte	6
Unfallschock	5
Adipositas	5
Kachexie	2
Chronischer Alkoholabusus	3
Weichteilschaden	2
Reeingriff	1
Notfalleingriff	5
Offene Fraktur	3
Fieber	1
Kardiopulmonale Risiken	10
Zweiterkrankungen:	
Diabetes mellitus	4
Hypertonie	6
Varikosis	2
Kardiovaskuläre Erkrankungen	7
Chronisch pulmonale Erkrankungen	1
Harnweginfekt	4
Chronische Nierenerkrankung	1
Arterielle Verschlußkrankheit	1

Tabelle 51. Weitere Komplikationen bei 16 der 22 Patienten mit der Komplikation Dekubitus

Sepsis	3
Lungenembolie	2
Tiefe Becken-Bein-Venenthrombose	1
Kardiopulmonale Komplikation	5
Nervenläsion (Druckschaden)	5
Arterielle Embolie (untere Extremität)	1
Hämatome	2
Lokale Infektion	1
Operationstechnische Komplikation	1
Luxation nach Hüftprothesenimplantation	3
Tiefe Infektion	5
Wunddeshiszenz	1

Bei 2 Patienten mußten jeweils plastisch-deckende Eingriffe vorgenommen werden:

1. Ein Fall bei Mehrfachverletzung und Adipositas nach Oberschenkelosteosynthese: Die Heilung hat letztlich nach Überwindung von kardiopulmonalen Komplikationen und Sepsis noch 4 Monate in Anspruch genommen.

Tabelle 52. Die Lokalisation des Dekubitus

Lokalisation	n
Sakralregion	12
Ferse	4
Rücken	2
Thorax (einmal durch Desault-Verband, einmal durch Halofixateurweste)	2
Über dem Fibulaköpfchen (Ursache unklar)	1
Über der Achillessehne	1

2. Eine Mehrfachverletzte mit dem Risikofaktor chronischer Alkoholabusus nach operativer Wirbelsäulenstabilisierung. Neben den schwerwiegenden Komplikationen der tiefen Infektion, sowohl an der operierten Wirbelsäule als auch an der Beckenkammspongiosaentnahmestelle, trat der Dekubitus 4 Tage nach Aufnahme in Erscheinung, die Komplikation war trotz 3maliger Revision auch bei der Entlassung nach 10 Monaten noch nicht endgültig behoben.

Vollständig abgeschlossen war die Wundbehandlung bei der Entlassung bei 12 Patienten, 6 starben und 4 wurden mit reizlosen Restwunden entlassen.

3.8 Komplikation: Nervenläsion (Druckschaden)

Zunächst erfolgt die Zusammenstellung der nicht im direkten Zusammenhang mit einer Operation stehenden iatrogenen Nervenschäden. Es handelt sich an erster Stelle um Druckschädigungen, die v.a. an exponierten Engpässen auftreten können. Als auslösend werden hier Lagerung auf dem Operationstisch, Lagerung von Extremitäten auf Schienen, Gipsverbände und zu eng sitzende Binden sowie auch die pneumatische Blutleere angesehen.

Im Untersuchungszeitraum 1.1.1979 bis 31.12.1983 wurden 24 Patienten mit insgesamt 29 Nervenläsionen, die unabhängig von der durchgeführten Operation waren, erfaßt.

Bezogen auf 14 682 unfallchirurgische Operationen und Eingriffe, die vom 1.1.1979 bis 31.12.1983 durchgeführt wurden, beträgt die Frequenz von Nervendruckschäden 0,18% (Tabelle 53).

Diese Komplikation betraf im angegebenen Zeitraum 24 Patienten, wobei 5 Patienten mit Peroneusparesen beidseits belastet waren. Die Nervenläsionen beidseits traten 1979 bei 3 und 1982 bei 2 Patienten auf.

Ein Patient wurde nicht operiert. Es handelte sich um einen Mehrfachverletzten, der 2,5 Monate stationär behandelt wurde und auch eine Lungenembolie und abdominelle Komplikation hatte. Nach Dauerbeatmung wurden nach 42 Tagen nach der Aufnahme Peroneusparesen beidseits festgestellt. Therapeutisch wurde eine krankengymnastische Übungsbehandlung angeschlossen; bei der Entlassung war der Patient mit Peroneusschienen beidseits versorgt.

Männer und Frauen waren von dieser Komplikation nahezu gleichermaßen betroffen (Tabelle 54).

Tabelle 53. Häufigkeitsverteilung der Nervenläsionen (Druckschaden) 1979 bis 1983
(24 Patienten)

Jahr	Fallzahl Nervenläsion (Druckschäden) (davon nicht operiert)	Komplikationsrate (%)
1979	12	0,42
1980	7	0,25
1981	2	0,07
1982	6 (2)	0,13
1983	2	0,07
Zahl der Komplikationen: 29		0,18

Tabelle 54. Geschlechtsverteilung, Mortalität und Sektionsrate der Patienten
mit der Komplikation Nervenläsion (Druckschaden)

Nervenläsion (Druckschaden): Zahl der Komplikationen:	29	
Geschlecht:		
Männlich	13	
Weiblich	11	
Patient gestorben:		Sektion
Ja	2	1
Nein	22	

Eine Patientin starb an ihrem Tumorleiden 22 Tage nach einer Verbundosteosynthese des Oberschenkels bei Osteolyse. Komplikation war eine lagerungsbedingte Peroneusläsion, die noch am Operationstag festgestellt wurde.

Die 2. Patientin, die starb, war 88 Jahre alt, hatte als Risikofaktoren kardiopulmonale Vorschädigungen, eine kardiovaskuläre Erkrankung und eine chronische Magenanamnese. Wegen einer medialen Schenkelhalsfraktur wurde eine totale Hüftgelenkendoprothese implantiert. Am 1. postoperativen Tag mußte die lagerungsbedingte Peroneusparese, die dann physikalisch behandelt wurde, festgestellt werden.

An postoperativen abdominellen und kardiopulmonalen Komplikationen starb die Patientin 22 Tage nach der Aufnahme.

Das Durchschnittsalter beträgt 50 Jahre (Standardabweichung 19; Median 45; unterer Quartilsbereich 32; oberer Quartilsbereich 67,5). Diese Komplikation betrifft auch die jüngeren Jahrgänge; 2/3 der Patienten sind unter 65 Jahre alt (Tabelle 55).

Eine Aufschlüsselung der vorgenommenen Operationen zeigt Tabelle 56.

Die Operationsindikation war bei allen 24 Patienten als absolut oder gesichert anzusehen.

Tabelle 55. Altersverteilung der 24 Patienten mit der Komplikation Nervenläsion (Druckschaden)

Alter (Jahre)	Zahl der Patienten	Davon gestorben
20–25	2	
25–30	1	
30–35	1	
35–40	6	
40–45	2	
45–50	1	
50–55	2	
55–60	2	(1)
60–65	1	
65–70	1	
70–75	3	
75–80	0	
80–85	0	
85–90	2	(1)

Tabelle 56. Vorgenommene Operationen bei den Patienten (n = 24) mit der Komplikation Nervenläsion

Art der Operation	n	(%)
Keine Operation	1	
Stabilisierung:		
Becken	1	2,17
Schenkelhals	1	1,80
Sub- und pertrochanterer Oberschenkel	5	1,80
Oberschenkel	2	1,05
Tibiakopf	4	2,88
Tibiaschaft	1	0,38
Pilon	1	1,69
OSG	2	0,26
Verbundosteosynthese	3	3,37
Umstellungsosteotomie	1	0,52
Meniskektomie	2	0,54
Kniebänder	2	
Spongiosaentnahme	1	0,25
Thoraxdrainage	2	0,67
Großer septischer Eingriff	1	0,34
Endoprothetik:		
Totale Hüftgelenkendoprothese	1	0,15
Knieprothesenwechsel	1	0,69
Laparotomie bei:		
Milzruptur	1	1,48
Mesenterialwurzelverletzung	1	

Tabelle 57. Risikofaktoren und Zweiterkrankungen bei 24 Patienten mit Nervenschäden durch äußeren Druck

Risikofaktoren:	n
Alter über 65 Jahre	7
Mehrfachverletzung	9
Unfallschock	5
Adipositas	5
Kachexie	1
Tumorpatient	1
Osteoporose	1
Chronischer Alkoholabusus	4
Hautkontusion	2
Reeingriff	4
Notfalleingriff	4
Fieber	1
Blutungsneigung	1
Anämie	1
Chronisch pulmonale Risiken	7
Zweiterkrankungen:	
Diabetes mellitus	4
Hypertonie	3
Varikosis	1
Kardiovaskuläre Erkrankung	5
Kardiopulmonale Erkrankung	2
Chronische Nierenerkrankung	3
Chronische Magen-Darm-Erkrankung	1
Arterielle Verschlußkrankheit	2

Die Operationen in den Regionen:

1. Kniegelenk mit Tibiakopf und Unterschenkel (11),
2. Hüftgelenk und hüftgelenknaher Bezirk (7) sind am häufigsten mit Nervenschäden belastet.

Auf die 24 Patienten mit der Komplikation des Nervenschadens durch äußeren Druck vereinigen sich 74 Risikofaktoren und Zweiterkrankungen. Durchschnittlich ist jeder Patient mit 3,08 dieser Risiken belastet (Tabelle 57). Die chronischen Stoffwechsel- und degenerativen Erkrankungen nehmen einerseits einen großen Raum ein, andererseits sind 1/3 dieser Gruppe Mehrfachverletzte und intensivpflichtige Patienten.

Bei 14 Patienten mit 15 Nervenläsionen durch Druck war dieses die einzige Komplikation; die anderen 10 Patienten boten ein multimorbides Komplikationsbild.

Weitere Zwischenfälle gibt Tabelle 58 wieder.

Wegen der schweren primären Verletzungen und dieser angeführten weiteren Komplikationen waren 8 der 24 Patienten auf der Intensivstation.

Die Zeitdauer zwischen der Operation bzw. bei den Nichtoperierten, dem Aufnahmedatum und dem Auftreten, besser dem Erkennen der Nervenschädigung, zeigt Tabelle 59.

Tabelle 58. Zusätzliche Komplikationen bei 10 Patienten mit Drucknervenläsionen

Sepsis	4
Lungenembolie	1
Tiefe Becken-Bein-Venenthrombose	1
Kardiopulmonale Komplikationen	4
Dekubitus	3
Abdominelle Komplikationen	3
Lokale Infektionen	2
Osteitis	1
Serom	2

Tabelle 59. Zeitdauer zwischen Operation (bei Nichtoperierten vom Aufnahmedatum an) und dem Erkennen der Nervenschädigung

Tage	n
0	1
1	2
2	1
3	2
4	1
6	2
7	2
8	1
9	2
10	2
14	1
15	2
22	1
23	1
25	1
28	2
42	3
44	2

Der Durchschnitt liegt bei 16 Tagen (Standardabweichung 14).

Eine breite Streuung des zeitlichen Erkennens vom Zeitpunkt der Operation an bis zur Diagnosestellung der Nervenläsion und dem Feststellen nach längstens 44 Tagen liegt vor und deutet die Schwierigkeit des raschen und zeitgerechten Handelns bei intubierten Langzeitbeatmeten, beim wenig kooperativen Alkoholiker und beim indolenten vorgeschädigten Patienten an.

Alle hier dargestellten Nervenschädigungen betrafen den N. ischiadicus, N. peroneus communis und N. peroneus superficialis. Die Strecker des Fußes und der Zehen sind gelähmt, es kommt zum Herabhängen des Fußes, und eine Art schlaffe Spitzfußstellung liegt vor. Es resultiert eine Varusstellung, weil die abduzierende Wirkung der M. peroneus longus und brevis ausfällt. Eine rein sensible Parese lag nur einmal vor.

Nach Kenntnis der vorliegenden Nervenläsion erfolgte die Befunddokumentation durch einen fachneurologischen Kollegen, EMG-Kontrolluntersuchung nach 3 Wochen.

80

Tabelle 60. Aufenthaltsdauer der 24 Patienten mit der Komplikation Nervenläsion (Druckschaden). Bei den Fällen mit Todesfolge trat der Tod infolge anderer zusätzlicher Komplikationen ein

Klinikaufenthaltsdauer (Tage)	Zahl der Patienten	Davon Todesfälle
0–10	0	
10–15	1	
15–20	0	
20–25	2	(1)
25–30	2	
30–35	1	
35–40	1	(1)
40–45	2	
45–50	1	
50–55	1	
55–60	0	
Über 60	13	

Die Behandlung war in allen Fällen konservativ.

1. Behandlung durch krankengymnastische Übungen; passive Bewegungsübungen dienen der Vermeidung von Gelenkkontrakturen und venöser Thrombosen; aktive Innervationsübungen dienen der Verbesserung der Restfunktion.
2. Reizstrom wirkt der Denervationsatrophie entgegen.
3. Ein orthopädisches Hilfsmittel wie die Peroneusfeder wirkt der Spreizfußstellung entgegen, und ein Hängenbleiben der Fußspitze wird beim Gehen verhindert. In 12 Fällen wurden bei unseren Patienten Peroneusschienen angemessen.
4. Bei 3 Patienten wurden die beschriebenen Maßnahmen durch Gabe von Vitamin-B-Präparaten ergänzt.
5. In einem Fall, bei einem Polytraumatisierten mit kompletten Peroneusparesen beidseits, wurde auch die Operation der Neurolyse und Exploration des epineuralen und interfaszikulären Bindegewebes vorgenommen.

Bei keinem der 24 Patienten war bei der Entlassung aus der stationären Behandlung die Komplikation der Nervendruckschäden behoben.

Bei der Hälfte der 24 Patienten mit der Komplikation der lagerungsbedingten Nervenschädigung betrug der Klinikaufenthalt mehr als 2 Monate (Tabelle 60).

Im Vergleich zu den anderen operationsunabhängigen Komplikationen zeigt sich, daß

30,0% der Sepsispatienten,
14,6% der Patienten mit Lungenembolie,
19,0% der Patienten mit tiefen Thrombosen,
27,3% der Patienten mit kardiopulmonalen Komplikationen,
36,4% der Patienten mit abdominellen Komplikationen,
39,0% der Dekubituspatienten,
54,0% der Patienten mit Nervenläsionen durch äußeren Druck
über 60 Tage stationär lagen.

Die Mobilisierungsphase mit krankengymnastischem Gehtraining nimmt für die Patientengruppe mit der Komplikation der Nervenläsion die längste Zeit in Anspruch. Da 1979
12 lagerungs- und druckbedingte Nervenläsionen auftraten, lag ab 1980 unsere besondere
Bemühung in der Prophylaxe:

1. durch Erkennen und Richten des Augenmerks auf gefährdete Patienten (polytraumatisierte, beatmete, kniegelenkoperierte, alte Menschen);
2. durch druckentlastende Lagerung auf dem Operationstisch mit Hilfe speziell angefertigter
   bezogener Schaumstoffkissen und -blöcke;
3. durch Verwendung von geraden Schaumstoffschienen, die auftretenden Druck im Verlauf des N. peroneus ausschließen;
4. durch Anmodellierung gut schaumstoffgepolsterter sog. Weichteil-, Ober- und Unter-
   schenkelgipse, die die Prädelektionsstellen absichern.

3.9 Komplikation: Thrombophlebitis nach Venenpunktion

Die technisch einfache perkunate Einführung einer Plastikkanüle (Braunüle) in eine periphere Vene wird zur Operationsvorbereitung oder meist nur kurzfristig postoperativ angewendet. Nahezu jeder stationäre Patient wird von dieser an sich wenig belästigenden Maßnahme betroffen.

Im Untersuchungszeitraum 1.1.1979 bis 31.12.1983 trat bei 3 Patienten eine Thrombophlebitis nach Venenpunktion auf (1979 = 2, 1980 = 1).

Die Therapie war 2mal konservativ, lokal antiphlogistisch und antibiotisch, und einmal
auch operativ, indem bei der Revision die betroffene Vene reseziert wurde.

Bei allen 3 Patienten blieb die Komplikation örtlich begrenzt und war bei der Entlassung
beseitigt.

3.10 Operationsunabhängige Komplikation: Sonstige und Einzelfälle

Hier wird über Komplikationen berichtet, die selten sind, keine einheitliche Gruppe bilden
und als Einzelfälle beschrieben werden.

1. Bei einer multimorbiden 84jährigen Frau ereignete sich 9 Tage nach der Implantation
   einer totalen Hüftgelenkendoprothese wegen medialer Schenkelhalsfraktur eine *arterielle
   Embolie im Bereich der A. femoralis.* Die Embolektomie erfolgte sofort, diese Kompli-
   kation wurde behoben, die Patientin starb an danach auftretenden kardiopulmonalen
   Komplikationen (1979).
2. Patient: St., B., männl., geb. 5.8.1961,
   Aufnahmedatum: 18.8.1980,
   Entlassungsdatum: 26.9.1980,
   Operationsdatum: 18.8.1980,
   Diagnose: Tibiaschaftfraktur rechts,
   Risikofaktoren: zweitgradig offene Fraktur, Notfalleingriff.

Verlauf:
Erst bei beginnender Mobilisierung klagte der Patient über ein Schwächegefühl im rechten Oberschenkel. 14 Tage später angefertigte Röntgenaufnahmen des rechten Hüftgelenks a.-p. und axial, zeigten eine *Hüftgelenkluxation* nach dorsal, keine knöcherne Absprengung. Am folgenden Tag erfolgte die Reposition in Inhalationsnarkose zunächst durch Lateralzug zur Schonung des N. ischiadicus, dann Zug unter leichter Beugung des Hüftgelenks nach distal und Reposition des Kopfes.

Die abschließende Röntgenkontrolle erbrachte einen regelrechten Befund.

Nach Spreizgipslagerung konnte der Patient bei Entlassung entlastet an Unterarmstützen gehen.

Entlastung des rechten Beines für 6 Wochen, dann Teilbelastung 20 kg und wöchentlich 10 kg Steigerung. Anläßlich einer Nachuntersuchung (im Januar 1986) gab der Patient keine Beschwerden im rechten Hüftgelenk an, auch radiologisch keine Sekundärarthrose, keine Myositis ossificans oder aseptische Nekrose.

Die Beweglichkeit im Hüftgelenk (Tabelle 61) war nahezu seitengleich normal.

Tabelle 61. Beweglichkeit im Hüftgelenk

	Rechts	Links
Streckung/Beugung	0–0–130	0–0–130
Abspreizen/Anführen	30–0– 20	30–0– 20
Außen-/Innenrotation bei 30° gebeugtem Hüftgelenk	40–0– 60	20–0– 60

Für alle Operationen wurden die Uhrzeiten des Operationsbeginns und die Zeitdauer der Operationen und Narkosen angegeben (Tabellen 62–64) und der operationsunabhängigen Kompikation zugeordnet. Einzelhinweise finden sich in den entsprechenden Kapiteln.

Die weitaus meisten Operationen werden erwartungsgemäß zwischen 8.00 und 12.00 Uhr begonnen. Aufgrund der Tatsache, daß kein vergleichbares Kollektiv vorliegt, können keine Aussagen über die Abhängigkeit von Operationszeitpunkt und Komplikation gemacht werden (Tabelle 62).

Vergleicht man die Operationszeiten, so fällt auf, daß bei einer Dauer von mehr als 150 min kardiopulmonale Komplikationen gehäuft auftreten; hingegen finden sich die anderen Komplikationen bei dieser Operationsdauer nur vereinzelt.

Dieses zeigt sich in gleicher Weise bei der entsprechenden Betrachtung der Narkosedauern (Tabelle 63).

Tabelle 62. Operationsbeginn bei Patienten, die die angegebenen Komplikationen entwickelten. *SE* Sepsis, *LU* Lungenembolie, *TB* tiefe Becken-Bein-Venenthrombose, *CP* kardiopulmonale Komplikationen, *DE* Dekubitus, *AB* abdominelle Komplikation, *TV* Thrombophlebitis nach Venenpunktion, *NL* Nervenläsion (Druckschaden), *SO* Sonstige, *GS* Gesamt

Uhrzeit	SE	LU	TB	CP	DE	AB	TV	NL	SO	GS
24.00– 1.00	1			1	1			1		6
1.00– 2.00										
2.00– 3.00										2
3.00– 4.00	1			1	1	1				2
4.00– 5.00										
5.00– 6.00										1
6.00– 7.00										
7.00– 8.00										1
8.00– 9.00	4	11	10	17	7	2	1	6	1	113
9.00–10.00	3	4	5	8	2	1	1	2		45
10.00–11.00	3	9	3	12	4			7		64
11.00–12.00	1	7		7	2	2		3		52
12.00–13.00		4		3						20
13.00–14.00		1						1		19
14.00–15.00	2	1	1		1			2		13
15.00–16.00		1								6
16.00–17.00		1								5
17.00–18.00	3					1		1		8
18.00–19.00										11
19.00–20.00										6
20.00–21.00										4
21.00–22.00		1								4
22.00–23.00										4
23.00–24.00			1							4
Anzahl der Operationen	18	40	20	49	18	7	2	23	1	390
Zahl der Patienten	20	41	21	66	22	11	3	24	2	399

Tabelle 63. Operationsdauer bei 391 Operationen bei Patienten mit nachfolgenden operationsunabhängigen Komplikationen

min	SE	LU	TB	CP	DE	AB	TV	NL	SO	GS
Unter 30	1	1		1	1					9
30– 35										
35– 40										6
40– 45										4
45– 50							1	1		4
50– 55										2
55– 60			1	1	1					9
60– 65		1	1							4
65– 70				1	2	1		1		14
70– 75	1		1		1			1		9
75– 80					1					15
80– 85		3		4	1					21
85– 90		2	2	2						14
90– 95	1	4	3	4		2				17
95–100	1	4	1	5	1	1		1		18
100–105	2	2	1	4		1		2		11
105–110		1	1	3	1	1		2	1	20
110–115		1		2						14
115–120	1			3	3			2		24
120–125		2	1		1	1		1		3
125–130	1	6	2	5	1			2		29
130–135			1	1						7
135–140	1	4	1	3						11
140–145			1							4
145–150		1		1				1		8
150–155				3						4
155–160		1		1	2			1		18
160–165										1
165–170	2		1	2			1	2		11
170–175		1		2						4
175–180		1		1						8
180–185										3
185–190		1		3	2					12
190–195	1	1		5				1		6
195–200			1	1						5
200–205	2	1			1			1		4
205–210			1							2
210–215					2					3
215–220										4
220–225								1		2
225–230										2
230–235								2		3
235–240										3
240–245	1			1				1		1
245–250		1								7
250–255				1						
255–260	1			1	1					1
Über 260	2	1		1						10
Summe der Operationen	18	40	20	62	22	7	2	23	1	391

Tabelle 64. Narkosedauer von 391 Operationen bei Patienten mit nachfolgenden operationsunabhängigen Komplikationen

min	SE	LU	TB	CP	DE	AB	TV	NL	SO	GS
Unter 60	1	1		1						6
60– 65										
65– 70								1		6
70– 75										2
75– 80					1					4
80– 85										2
85– 90			1		1					8
90– 95										2
95–100	1		1	1	1			1		10
100–105		2		2				1		8
105–110							1			10
110–115		1		1						7
115–120	1	1		1	2	1				8
120–125		1	1							5
125–130	1	4	4	12	1	3		1		45
130–135								1		7
135–140		1	1	1				2		17
140–145		3	2	1	1					11
145–150	2	2		6	2			1	1	16
150–155				1	1	1		2		4
155–160	1	7	3	3	2	1		2		32
160–165			1	1						3
165–170		1	1	2				1		9
170–175		1		1						1
175–180	1	3	2	2	1					16
180–185		1		1						5
185–190		1		4	1			1		22
190–195		2		1						4
195–200	2	1	1	2				1		12
200–205										2
205–210										5
210–215										1
215–220				2	2			1		12
220–225	1			1				1		4
225–230		1		2						7
230–235	1	1	1	3		1				3
235–240				1				1		6
240–245										2
245–250	1	2	1	3	3			2		20
250–255										1
255–260					1			1		3
260–265	1			1				1		1
265–270										1
Über 270	4	3		5	2		1	1		40
Summe der Narkosen	18	40	20	62	22	7	2	23	1	390

3.11 Operationsabhängige Komplikation: Sonstige und Einzelfälle

Die Komplikation Pneumothorax nach supraklavikulärer Plexusanästhesie tritt im Verhältnis 1 : 200 auf. Ein großer Teil der handchirurgischen Operationen wird in Plexusanästhesie vorgenommen; verwendet wird eine 12er Knüle für die Injektion von 20 ml Xylonest supraklavikulär. Der entstandene Pneu ist in der Regel mantelförmig und resorbiert sich unter Giebelrohrtraining innerhalb weniger Tage. Bei größerem Pneu oder Kollaps einer Lunge bevorzugen wir die einmalige Abpunktion der Luft. Weitere Maßnehmen sind nicht notwendig.

Die in das Programm aufgenommene Komplikation: Kompartmentsyndrom (= KO) war im Untersuchungszeitraum nicht anzugeben.

Gleiches gilt für das als Komplikation zu wertende Kniegelenkhämatom nach Arthrotomien.

3.11.1 Iatrogene Gefäßschädigungen

Im Untersuchungszeitraum 1.1.1979 bis 31.12.1983 beobachteten wir 1979 eine arterielle Thrombose des Truncus tibiofibularis bei Zustand nach operativer Stabilisierung einer offenen Unterschenkelfraktur der gleichen Seite und Operation in Blutsperre. Das Ereignis trat einen Tag nach Operation auf, wurde sofort erkannt und die Thrombektomie vorgenommen. Eine Kontrollangiographie gut einen Monat später zeigte einen regelrechten Gefäßbefund (Patient: Z., M., männlich, geb. 10.12.1923).

1980 geriet bei einem totalen Hüftgelenkendoprothesenwechsel die Kugelfräse in die Weichteile, so daß ein 3 cm langer Riß in der V. femoralis nahe der V. iliaca entstand. Sofortiges Freilegen von ventral und Beheben der Komplikation mit Hilfe eines V.-saphena-Interponates (Patient: D., H., weiblich, geb. 16.11.1925).

3.11.2 Freiliegender Knochenzement nach Hüftgelenkendoprothesenimplantation

Diese seltene Komplikation mußten wir einmal 1979 feststellen. Eine Woche nach der Implantation der Hüftgelenkendoprothese erfolgte die operative Revision und Entfernen des Refobacin-Palacos-Stückes. Dann unauffälliger Heilungsverlauf (Patient: P., W., weiblich, geb. 9.8.1901).

3.11.3 In der Wundhöhle angenähter Redon-Drainageschlauch

Diese Komplikation trat 1980 einmal nach einer Kniegelenkarthrotomie auf. Man konnte das Redon-Drain in Kurznarkose entfernen (Patient: F., E., weiblich, geb. 18.9.1957).

3.11.4 Hautschäden nach Verwendung von Blutsperremanschetten und Desinfektionsmitteln

Diese Komplikation trat bei einer adipösen Patientin nach in Oberarmblutsperre versorgter Ellengelenkosteosynthese auf. Die lokale Hautreaktion betraf den Oberarm, das Areal, wo die Manschette gesessen und sich Desinfektionslösung gesammelt hatte. Die Hautveränderungen ähnelten denen einer zweitgradigen Verbrennung. Die Wundbehandlung war konservativ. Die Hauterscheinungen waren nach 17 Tagen abgeklungen (Patient: Sch., H., weiblich, geb. 13.12.1925).

3.11.5 Verbrennung durch ungeerdete Diathermie

Den Fall einer Verbrennung an Gesäß und Rücken hatten wir 1981 durch eine ungeerdete Diathermie zu beklagen (Operation: Verbundosteosynthese des distalen Oberschenkels). Die konservative Wundbehandlung beanspruchte 25 Tage (Patient: P., A., männlich, geb. 25.7.1908).

Zwischen dem 1.1.1979 und dem 31.12.1983 traten 6 derartige operationsabhängige Komplikationen auf, die als Einzelfälle beschrieben wurden. Das bedeutet eine Komplikationsrate von 0,04% auf alle durchgeführten Operationen.

3.12 Komplikation: akute Nachblutung

Abgetrennt von postoperativen Hämatomen, betrachten wir die akute Nachblutung als rasch einsetzendes Ereignis gesondert.

Im Untersuchungszeitraum 1.1.1979 bis 31.12.1983 beobachteten wir 19 akute Nachblutungen, die bei 17 Patienten auftraten (Tabelle 65).

Bezogen auf 14 682 unfallchirurgische Operationen und Eingriffe, die vom 1.1.1979 bis 31.12.1983 durchgeführt wurden, beträgt die Frequenz akuter Nachblutungen 0,13%.

Tabelle 66 gibt die Geschlechtsverteilung, Mortalität und Sektionsrate bei 17 Patienten mit akuter postoperativer Nachblutung an.

Bei 5 der 8 gestorbenen Patienten hängt der Eintritt des Todes auch mit der Komplikation der akuten postoperativen Nachblutung zusammen. Bei 2 Patienten trat die akute schwere Nachblutung nach Schädeltrepanation wegen sub- und epiduralem Hämatom auf. Trotz operativer Revision nahmen diese Fälle bei entsprechendem Blutverlust und intrazerebralen, irreversiblen Schäden einen letalen Ausgang.

Bei 3 Patienten nach totaler Hüftgelenkendoprothesenimplantation ist ebenfalls die Nachblutung mit für den Tod verantwortlich und hat den Allgemein- und Abwehrzustand dieser Patienten verschlechtert.

Tabelle 65. Häufigkeitsverteilung der akuten Nachblutungen 1979–1983 (n = 17)

Jahr	Fallzahl akute Nachblutungen	Komplikationsrate (%) bezogen auf die durchgeführten Operationen
1979	2	0,07
1980	1	0,04
1981	2	0,07
1982	9	0,29
1983	5	0,16
Zahl der Komplikationen: 19		0,13

Tabelle 66. Geschlechtsverteilung, Mortalität, Sektionsrate bei 17 Patienten mit 19 akuten Nachblutungen

Geschlecht:		
Männlich	7	
Weiblich	10	
Patient gestorben:		Sektion
Ja	8	3
Nein	9	
Mortalitätsquote (%)	47	

Tabelle 67. Altersverteilung der 17 Patienten mit der Komplikation der akuten postoperativen Nachblutung

Alter (Jahre)	Zahl der Patienten	Alter (Jahre)	Zahl der Patienten
0–15	0	50–55	2
15–20	3	55–60	2
20–25	1	60–65	2
25–30	0	65–70	1
35–40	1	75–80	0
40–45	0	80–85	2
45–50	2		

Median = 52,5, unterer Quartilsbereich = 25; oberer Quartilsbereich = 65; $\bar{x}$ = 50,4; s = 20,9

Das Durchschnittsalter liegt bei 50 Jahren (Tabelle 67).

Die Arten der Operationen, die bei diesen 17 Patienten vorgenommen wurden, sind in Tabelle 68 zusammengestellt.

Im Untersuchungszeitraum von 5 Jahren wurden 660 totale Hüftgelenkendoprothesen implantiert, die Quote der akuten Nachblutung beträgt somit 0,8%.

Vom 1.1.1979 bis 31.12.1983 wurden 135 Laparotomien bei Bauchtraumen und intraabdominellen Verletzungen durchgeführt. Die Rate der akuten postoperativen Nachblutung nach Laparotomien liegt bei 3%.

Nach 108 Schädeltrepanationen resultierte in 2% eine massive Nachblutung.

Nur 3 Operationen wurden außerhalb der Dienstzeit durchgeführt. Die Operationsdauer lag in der Mehrzahl der Fälle zwischen 1,5 und 2 h.

Entsprechend den angegebenen Definitionen müssen bei 17 Patienten, die postoperativ eine akute Nachblutung hatten, 54 Risikofaktoren und Zweiterkrankungen angegeben werden. Mit im Mittel 3,18 dieser Risiken ist jeder Patient bereits bei der stationären Aufnahme belastet (Tabelle 69).

Die Notfalleingriffe liegen mit 7 bei 17 Patienten hoch (41%). Schon bei Aufnahme hatten von den 17 Patienten 5 pathologische Gerinnungswerte.

Tabelle 68. Durchgeführte Operationen bei 17 Patienten mit der Komplikation der akuten postoperativen Nachblutung

Operationsart	n	(%)
Stabilisierung:		
Wirbelsäule bei Tumor	1	0,68
Umstellungsosteotomie Humeruskopf	1	0,52
Sub- und pertrochanterer Oberschenkel		
(Verbundosteosynthese)	1	0,03
Tibiaschaft	1	0,38
Arthroskopie und Kniebandoperationen	1	0,13
Schädeltrepanation	2	1,85
Thorakotomie	1	2,22
Beckenkammspongiosaentnahme	1	0,25
Laparotomie:		
Milzruptur	3	2,9
Mesenterialwurzelverletzung	1	
Endoprothetik:		
Totale Hüftgelenksendoprothese	5	0,76

Fallbeispiele:
1. Nach einer Verbundosteosynthese des subtrochanteren Oberschenkels entwickelte sich 1. eine akute Nachblutung, die die operative Revision erforderlich machte; 2. bildete sich anschließend unter Sickerblutung ein Hämatom aus, das ebenfalls ausgeräumt wurde; 3. trat die lokale Infektion hinzu, so daß als 3. revidierender Eingriff eine Spül-Saug-Drainage angelegt wurde, bis die Entzündungszeichen entgültig abgeklungen waren.
2. Bei einer weiteren Patientin mit Hüftprothesenimplantation bildete sich nach der Wundrevision nach der akuten Blutung eine Infektion aus, die nicht behoben werden konnte; die Patientin starb an der Sepsis.
3. Die lokale Infektion nach Weichteilrevision wegen akuter Nachblutung bei einer Patientin, ebenfalls nach Hüftprothesenimplantation, konnte mit Hilfe der Wundrevision beseitigt werden (Tabelle 70).

Die Behandlung der akuten Komplikation der postoperativen Nachblutung (n = 19) und der beschriebenen direkten Folgeprobleme, Hämatom und örtliche Wundinfektion war operativ. Folgende Eingriffe wurden durchgeführt:

10mal der kleinere Eingriff der Wundrevision,
 8mal der größere Eingriff der Weichteilrevision,
 3 Relaparotomien,
 1 Rethorakotomie,
 1 Spül-Saug-Drainage.

Tabelle 71 zeigt den Zeitpunkt des Auftretens bzw. Erkennens und die Anzahl der akuten Nachblutungen an. 15 der 19 akuten Nachblutungen, die bei 17 Patienten aufgetreten

Tabelle 69. Risikofaktoren und Zweiterkrankungen der 17 Patienten mit postoperativer akuter Nachblutung

Risikofaktoren:	n
Alter über 65 Jahre	5
Mehrfachverletzung	5
Unfallschock	4
Adipositas	3
Tumorpatient	1
Chronischer Alkoholabusus	1
Notfalleingriff	7
Offene Fraktur	1
Blutungsneigung	5
Anämie	2
Klinisch manifeste kardiopulmonale Risiken	6
Zweiterkrankungen:	
Diabetes mellitus	2
Hypertonie	4
Kardiovaskuläre Erkrankung	3
Harnweginfekt	1
Chronische Nierenerkrankung	1
Sonstige	3

Tabelle 70. Zusätzliche Komplikationen in der Komplikationsgruppe der akuten Nachblutung

Sepsis	2
Lungenembolie	1
Kardiopulmonale Komplikation	7
Abdominelle Komplikation	2
Hämatom	1
Lokale Infektion	3

Tabelle 71. Zeitpunkt des Auftretens bzw. Erkennens der akuten Nachblutung

Zeitpunkt	Zahl der Patienten
Am Operationstag	3
Am 1. postoperativen Tag	7
Am 2. postoperativen Tag	3
Am 3. postoperativen Tag	2
Am 6. postoperativen Tag (nach Milzexstirpation)	1
Am 9. postoperativen Tag (bei der Grunderkrankung einer Hämophilie und Zustand nach Implantation einer Hüftgelenkendoprothese)	1

Tabelle 72. Stationäre Aufenthaltsdauer der 17 Patienten mit der Komplikation der akuten postoperativen Nachblutung. (Ein Patient hatte Komplikationen während zweier zeitlich verschiedener stationärer Aufenthalte.)

Klinikaufenthaltsdauer (Tage)	Zahl der Patienten	Davon Todesfälle
0–10	0	
10–15	5	(3)
15–20	2	(1)
20–25	2	(1)
25–30	0	
30–35	1	
35–40	0	
40–45	1	(1)
45–50	2	
50–55	0	
55–60	1	(1)
Über 60	4	(1)
Gesamt	18	

waren, wurden sofort am gleichen Tag operativ revidiert. In 4 Fällen beobachtete man die Situation einen Tag und mußte sich dann zur operativen Revision entschließen. Tabelle 72 gibt die Dauer des stationären Aufenthalts dieser Patienten wieder.

Es können folgende Schlüsse gezogen werden:

1. Die Komplikation "akute postoperative Nachblutung" ist ein plötzlich einsetzendes Ereignis, das in engem zeitlichen Zusammenhang mit der Operation steht und – bis auf Ausnahmesituationen – in den ersten 3 postoperativen Tagen auftritt (Tabelle 71).
2. Diese Komplikation erfordert rasches operatives Eingreifen, ist dann jedoch eine in der Regel gut beherrschbare Komplikation.

In keinem der beobachteten Fälle traten eine tiefe, dauernde Infektion oder eine Osteitis auf.

3.13 Komplikation: Serom

Von den Hämatomen trennen wir die Komplikation des postoperativ auftretenden Seroms ab, da die Ursache eine nachfließende Lymphansammlung ist.

Im Untersuchungszeitraum 1.1.1979 bis 31.12.1983 beobachteten wir 16 Serome bei 14 Patienten (Tabelle 73).

Bezogen auf 14 682 unfallchirurgische Operationen und Eingriffe, die vom 1.1.1979 bis 31.12.1983 durchgeführt wurden, beträgt die Frequenz von Seromen 0,20%.

Eine Patientin starb nach Einsetzen einer Pohl-Laschenschraube (bei kardiopulmonalen Risiken, kardiovaskulärer Erkrankung, Hypertonie und im Alter von 78 Jahren) an kardiopulmonalen Komplikationen. Zusätzlich ist dieser Fall durch die Reihe der lokalen Kom-

92

Tabelle 73. Häufigkeitsverteilung der Serome 1979–1983 (Patientenzahl = 14)

Jahr	Fallzahl: Serome	Komplikationsrate (%) bezogen auf die durchgeführten Operationen
1979	0	0
1980	8	0,28
1981	2	0,07
1982	0	0
1983	6	0,20
Zahl der Komplikationen: 16		0,20

Tabelle 74. Geschlechtsverteilung, Mortalität und Sektionsrate bei 14 Patienten mit postoperativen Seromen

Geschlecht:

Männlich	11	
Weiblich	3	

Patient gestorben:		Sektion
Ja	1	1
Nein	13	
Zahl der Patienten	14	

plikationen: 1. Wunddehiszenz, 2. Serom und nachfolgend 3. tiefe, an das Osteosynthesematerial reichende Infektion, belastet (Tabelle 74).

Das Durchschnittsalter beträgt 47 Jahre, wobei die Hälfte der Patienten junge Menschen bis 35 Jahre sind (Tabelle 75). In Tabelle 76 sind die Operationen zusammengestellt, die bei diesen 14 Patienten mit der Komplikation Serom vorgenommen wurden.

Tabelle 75. Altersverteilung der 14 Patienten mit der Komplikation Serom

Alter (Jahre)	Zahl der Patienten	Alter (Jahre)	Zahl der Patienten
0–15	0	50–55	1
15–20	0	55–60	2
20–25	4	60–65	0
25–30	2	65–70	0
30–35	1	70–75	2
35–40	0	75–80	1
40–45	0	80–85	1
45–50	0		

Median = 32,5; unterer Quartilsbereich = 22,5; oberer Quartilsbereich = 72,5; $\bar{x}$ = 46,43; s = 22,53.

Tabelle 76. Durchgeführte Operationen bei Patienten mit der Komplikation Serom

Art der Operation	n	%
Stabilisierung:		
Wirbelsäule einschl. Laminektomie	1	0,68
Schultergürtel	1	0,77
Humeruskopf (Verbund)	1	0,77
Sub- und pertrochanterer Oberschenkel	2	0,6
Oberschenkel	1	0,53
Tibiaschaft (einmal als primär septischer Eingriff)	2	0,76
Kniegelenkarthrotomie und Entfernung einer Baker-Zyste	1	0,13
Arthrotomie des Hüftgelenks wegen Verdacht auf freien Körper	1	0,52
Amputation (Oberschenkel)	1	0,90
Aseptischer Weichteileingriff bei Fibrosarkom am Rücken	1	0,26
Endoprothetik:		
Totale Hüftgelenkendopothese	1	0,15

Die primäre Oberschenkelstumpfbildung war bei einem Mehrfachverletzten mit bereits traumatischer Oberarm- und Quetschamputation des Oberschenkels unumgänglich. Die insgesamt selten auftretende Komplikation Serom verteilt sich auf alle Operationsarten, ohne daß eine Operationsgruppe vermehrt betroffen ist. Auch bei den Operationsdauern bestehen keine Auffälligkeiten; 4 der 14 Patienten wurden zur Abend- und Nachtzeit operiert.

Entsprechend den angegebenen Definitionen werden bei 14 Patienten insgesamt 39 Risikofaktoren und Zweiterkrankungen angegeben. Jeder Patient weist im Mittel 2,79 dieser präoperativen Risiken auf (Tabelle 77).

Die Gruppe zeigt weniger allgemeinmedizinische und Stoffwechselvorerkrankungen, dagegen waren 5 der 14 Patienten polytraumatisiert.

Aus der Tatsache, daß bei diesen 14 Patienten als Allgemeinkomplikation lediglich *eine* kardiopulmonale weitere Komplikation auftrat, läßt sich schließen, daß das postoperative Serom eine örtliche Komplikation *bleibt* (Tabelle 78).

Tabelle 77. Weitere Risikofaktoren und Zweiterkrankungen der Patienten mit der Komplikation Serom

Risikofaktoren:	n
Alter über 65 Jahre	4
Mehrfachverletzung	5
Unfallschock	2
Adipositas	4
Tumorpatient	2
Chronischer Alkoholabusus	1
Hautkontusion	3
Reeingriff	2
Anämie	5
Kardiopulmonale Risiken	3
Zweiterkrankungen:	
Hypertonie	2
Varikosis	1
Kardiovaskuläre Erkrankung	2
Chronische Nierenerkrankung	1

Tabelle 78. Zusätzliche Komplikationen der 14 Patienten mit postoperativem Serom

Kardiopulmonale Komplikationen	1
Hämatome	2
Lokale Infektion	2
Tiefe Infektion	1
Refraktur	1
Operationstechnische Komplikation	1
Wunddehiszenz	2
Wundrandnekrose	1

Die Behandlung bestand: 4mal in der Serompunktion (bis zu 750 ml), 4mal in einer operativen Weichteilrevision, 2mal mit gleichzeitigem Anlegen einer Spül-Saug-Drainage bei klinischem Verdacht auf *infiziertes Serom.*

Die operativen Revisionen waren sämtlich nach Operationen am Oberschenkel bzw. Hüftgelenk durchzuführen. Weitere Komplikationen traten dann nicht mehr auf.

Die Zeitdauer zwischen dem Feststellen der Komplikation Serom und dem Schreiten zur Punktion bzw. Revision betrug 2 bis maximal 13 Tage (2, 3, 2 mal 4, 5, 8 und 13 Tage), im Mittel 5,6 Tage (Standardabweichung 3,5).

Das Serom ist eine Komplikation, die eine sofortige Entscheidung zur operativen Kontrolle *nicht* herausfordert.

In den übrigen Fällen überließ man das Serom der Resorption; hier kam es in einem Fall zu einer tiefen Infektion bei Pohl-Laschenschraube, so daß später eine Weichteilrevision mit Spül-Saug-Drainage angeschlossen wurde. Die Patientin wurde bereits erwähnt, da sie an kardiopulmonalen Komplikationen starb.

Vom Erkennen bis zum Beheben bzw. Abklingen der Komplikation Serom vergingen (0, 5, 2mal 9, 2mal 10, 2mal 13, 14, 16, 19 und 24 Tage) im Mittel 12 Tage (s = 6).

Auch bei der weniger dramatischen Komplikation Serom zeigt sich die lange stationäre Behandlungszeit, die erforderlich ist, wenn eine gesicherte infektfreie Wundheilung erzielt werden soll (Tabelle 79).

Tabelle 79. Stationäre Aufenthaltsdauer der 14 Patienten der Komplikation: Serom

Klinikaufenthaltsdauer (Tage)	Zahl der Patienten	Davon gestorben
0–10	0	
10–15	1	
15–20	1	(1)
20–25	0	
25–30	2	
30–35	1	
35–40	1	
40–45	2	
45–50	0	
50–55	0	
55–60	1	
Über 60	5	

Daraus können folgende Schlußfolgerungen gezogen werden:

1. Serome gehören nach unfallchirurgischen Operationen eher zu den seltenen lokalen Komplikationen (n = 16, 0,11% auf 14 682 operative Eingriffe, Tabelle 73).
2. Bei 8 operativen Revisionen (Punktionen und Weichteilrevisionen, 2mal mit Spül-Saug-Drainage) waren keine Folgekomplikationen wie Wundheilungsstörung oder Infekte zu verzeichnen.

3.14 Komplikation: Hämatom

Im Fünfjahresuntersuchungszeitraum vom 1.1.1979 bis 31.12.1983 ermittelten wir unabhängig von den abgetrennt dargestellten akuten postoperativen Nachblutungen und den Seromen 97 Hämatome bei 94 Patienten (Tabelle 80).

Bezogen auf 14 682 unfallchirurgische Operationen und Eingriffe, die vom 1.1.1979 bis 31.12.1983 durchgeführt wurden, beträgt die Frequenz postoperativer Hämatome 0,66%. Tabelle 81 gibt einen Überblick über die Geschlechtsverteilung, Mortalität und Sektionsrate der Patienten mit der Komplikation Hämatom.

Männer (47%) und Frauen (53%) sind in unserem Krankengut nahezu gleichermaßen von postoperativen Hämatomen betroffen. Bei den 13 Patienten, die starben, hing der Eintritt des Todes in keinem Fall mit der Komplikation Hämatom oder etwaigen Folgen wie Blutverlust etc. direkt zusammen. Die Todesursachen waren: 6mal kardiopulmonale Komplikation, 4mal Sepsis, 4mal Lungenembolie.

Tabelle 80. Häufigkeitsverteilung der Hämatome 1979–1983 (Patientenzahl = 94)

Jahr	Fallzahl: Hämatome	Komplikationsrate (%) bezogen auf die durchgeführten Operationen
1979	25	0,86
1980	14	0,50
1981	23	0,81
1982	23	0,74
1983	12	0,40

Tabelle 81. Geschlechtsverteilung, Mortalität und Sektionsrate bei 94 Patienten mit 97 Hämatomen

Geschlecht:		
Männlich	44	
Weiblich	59	
Patient gestorben:		Sektion
Ja	13	7
Nein	81	
Mortalitätsrate (%)	14	

Die 13 Toten waren 7 Männer und 6 Frauen; davon hatten 7 Patienten Hüftgelenk- oder Oberschenkelfrakturen; 2 Patienten waren nach sub- und epiduralen Hämatomen trepaniert worden. Drei Patienten waren polytraumatisiert: operiert wurde einmal eine Tibiakopffraktur, sowie einmal eine Patellafraktur, und einmal wurde wegen einer Milzruptur laparotomiert.

Die aufgetretenen Hämatome bei den 13 infolge anderer Ursachen gestorbenen Patienten wurden bei 12 Patienten operativ revidiert; 9mal konnte so diese lokale Komplikation behoben werden. Bei 4 Patienten blieb die Hämatomkomplikation bis zum Tode bestehen. In einem Fall hatte sich nach dem Hämatom eine tiefe Infektion (bei Hüftendoprothese) entwickelt.

Das Durchschnittsalter liegt bei 59 Jahren, eine Häufung der Hämatomkomplikation liegt im Alter von 75–85 Jahren (n = 30) bei 32% dieser Patienten (Tabelle 82).

Die Operationen, die bei diesen 94 Patienten durchgeführt wurden, werden in Tabelle 83 aufgelistet.

Eine Hämatomfrequenz von 1–3% liegt vor bei Osteosynthesen und operativen Eingriffen

— der Wirbelsäule,
— des sub- und pertrochanteren Oberschenkels,
— der Patella,
— des Tibiakopfes und -schaftes,
— der traumatologischen Laparotomien.

Tabelle 82. Altersverteilung der 94 Patienten mit der Komplikation Hämatom (und der davon gestorbenen Patienten)

Alter (Jahre)	Anzahl der Patienten	Davon gestorben
0— 15	0	
15— 20	5	(1)
20— 25	3	
25— 30	4	
30— 35	8	(2)
35— 40	2	
40— 45	6	(1)
45— 50	4	
50— 55	7	(1)
55— 60	4	
60— 65	6	(1)
65— 70	2	
70— 75	9	
75— 80	16	(3)
80— 85	14	(4)
85— 90	3	
90— 95	0	
95—100	1	

Median = 62,5; unterer Quartilsbereich = 42,5; oberer Quartilsbereich = 77,5; $\bar{x}$ = 59,15; s = 21,77.

Eine Hämatomfrequenz von 3—5% liegt vor bei Osteosynthesen und operativen Eingriffen

— des Oberschenkels,
— der Hüftprothesenimplantation.

Die Hämatomfrequenz bei Verbundosteosynthsen mit 5,6% liegt hoch, erklärt sich jedoch aus den Grundkrankheiten wir M. Paget, Plasmozytom und anderen Tumorosteolysen bei Mammakarzinom, Kollumkarzinom etc.

Die Hämatomfrequenz von 13,9% bei Hüftgelenkendorpothesenwechsel ist mit weitem Abstand am höchsten und spiegelt hier nur einen Teilaspekt dieses risikoreichen Eingriffs wider.

Bei 94 Patienten (96 Operationen) wurden 8 Operationen (8,3%) außerhalb der Dienstzeit durchgeführt. 17 Operationen nahmen mehr als 3 h Zeitdauer in Anspruch (17,7%), und die Narkosedauer betrug bei 34 Patienten (35,4%) mehr als 3 h.

Entsprechend den angegebenen Definitionen müssen bei 94 Patienten, die ein postoperatives Hämatom entwickelten, 287 Risikofaktoren und Zweiterkrankungen angegeben werden. Jeder Patient ist bereits bei der stationären Aufnahme mit 3,05% dieser Risiken belastet (Tabelle 84).

48% dieser Patienten sind älter als 65 Jahre, kardiopulmonal erkrankt und haben in 21% schon bei der Aufnahme Störungen im Gerinnungssystem. Adipositas und Stoffwechselerkrankungen häufen sich bei dieser Patientengruppe.

Tabelle 83. Durchgeführte Operationen bei den Patienten mit der Komplikation Hämatom

Art der Operation	n	(%)
Stabilisierung:		
Wirbelsäule	4	2,7
Schultergürtel	1	0,8
Humeruskopf	1	
Ellengelenk	1	0,8
Sub- und pertrochanterer Oberschenkel	9	2,7
Oberschenkel	6	3,2
Patella	2	2,2
Tibiakopf	4	2,9
Tibiaschaft	6	2,3
Pilon tibiale	1	1,7
OSG	1	0,1
Fuß	1	1,0
Davon:		
Verbundosteosynthesen	5	5,6
Umstellungsosteotomien	1	
Andere Osteotomien	2	2,1
Entfernung von Verkalkungen nach totaler		
Hüftgelenkendoprothese	1	
Kniegelenkarthrotomien	3	0,4
Exstirpation von Weichteiltumoren	3	1,0
Estirpation von Knochentumoren	1	
Schädeltrepanationen	2	1,9
Laminektomien	1	2,2
Traumatische Amputation	1	0,9
Hautplastiken	1	0,2
Mobilisation des Ellengelenks	1	0,8
Beckenkamm-Spongiosaentnahmen	2	0,5
Laparotomie bei:		
Stumpfem Bauchtrauma	1	
Milzruptur	1	2,2
Mesenterialwurzelverletzung	1	
Endoprothetik:		
Einfache Hüftprothese	5	4,8
Totale Hüftgelenkendoprothese	21	4,7
Hüftprothesenwechsel	5	13,9
Materialentfernungen:		
Pertrochanterer Oberschenkel	1	
Oberschenkel	1	0,2
Tibiaschaft	2	

Tabelle 84. Risikofaktoren und Zweiterkrankungen bei 94 Patienten mit Hämatom-komplikationen

Risikofaktoren:	n	(%)
Alter über 65 Jahre	45	47,9
Mehrfachverletzung	12	12,7
Unfallschock	8	8,5
Adipositas	19	20,2
Kachexie	5	5,3
Tumorpatient	11	11,7
Chronischer Alkoholabusus	6	6,4
Weichteilschaden	4	4,2
Reeingriff	14	14,9
Notfalleingriff	14	14,8
Offene Fraktur	2	2,1
Fieber	3	3,2
Blutungsneigung	20	21,3
Anämie	13	13,8
Kardiopulmonale Risiken	32	34,0
Zweiterkrankungen:		
Diabetes mellitus	12	12,8
Hypertonie	13	13,8
Varikosis	8	8,5
Kardiovaskuläre Erkrankung	17	17,1
Kardiopulmonale Erkrankung	7	9,6
Harnweginfekt	9	9,6
Chronische Nierenerkrankung	6	6,4
Chronische Magen-Darm-Erkrankung	7	7,4

Das postoperative Hämatom war bei 54 Patienten (= 57%) die alleinige Komplikation, bei den anderen 40 Patienten bestehen zusätzliche Komplikationen (Tabelle 85).

Die Hämatomkomplikation zog in 12,8% eine lokale und in 6,4% eine tiefe Infektion nach sich. Begleitet war die Hämatomkomplikation in 2,1% von Wundrandnekrosen und in 8% von Wunddehiszenzen (Tabelle 85).

Hämatome traten am Operationstag und längstens bis zum 35. postoperativen Tag mit einer deutlichen Häufung zwischen dem 1. und 5. postoperativen Tag auf (Tabelle 86, Abb. 11).

In 30 Fällen (31%) wurde das Hämatom erkannt, beobachtet und evtl. örtlich behandelt. In 2 Fällen (2,1%) wurde eine Kniegelenkpunktion durchgeführt, in 4 Fällen (4,1%) eine Hämatompunktion. In 8 Fällen (8,2%) wurde auf das Hämatom mit dem kleineren Eingriff der Wundrevision und in 53 Fällen (54,6%– mit dem größeren Eingriff der Weichteil-revision reagiert.

In 5 Fällen konnte auch nach der operativen Revision die Komplikation Hämatom nicht als endgültig behoben angesehen werden.

Von den 30 konservativ behandelten Hämatomen kann über die Dauer, vom Erkennen bis zum Abschluß der Komplikation, über 28 Hämatome eine Aussage gemacht werden (Tabelle 89).

Tabelle 85. Zusätzliche Komplikationen bei 40 Patienten mit Hämatomkomplikation

Art der Komplikation	Zahl der Komplikationen	(%)
Sepsis	5	5,3
Lungenembolie	3	3,2
Kardiopulmonale Komplikation	15	15,6
Dekubitus	2	2,1
Abdominelle Komplikationen	1	1,0
Akute Nachblutung	1	1,0
Lokale Infektion	12	12,8
Operationstechnische Komplikationen	3	3,2
Luxationen nach Prothesenimplantation	1	1,0
Serome	2	2,1
Tiefe Infektion	6	6,4
Wunddehiszenzen	8	8,5
Wundrandnekrosen	2	2,1

Tabelle 86. Zeitpunkt des Auftretens bzw. des Erkennens der Komplikation Hämatom in bezug zum Operationszeitpunkt

Zeitpunkt	Anzahl der Komplikationen
Operationstag	2
1. postoperativer Tag	6
2. postoperativer Tag	12
3. postoperativer Tag	16
4. postoperativer Tag	16
5. postoperativer Tag	9
6. postoperativer Tag	2
7. postoperativer Tag	9
8. postoperativer Tag	4
9. postoperativer Tag	2
10. postoperativer Tag	4
11. postoperativer Tag	1
12. postoperativer Tag	1
14. postoperativer Tag	3
15. postoperativer Tag	2
16. postoperativer Tag	2
17. postoperativer Tag	1
20. postoperativer Tag	2
21. postoperativer Tag	1
30. postoperativer Tag	1
35. postoperativer Tag	1

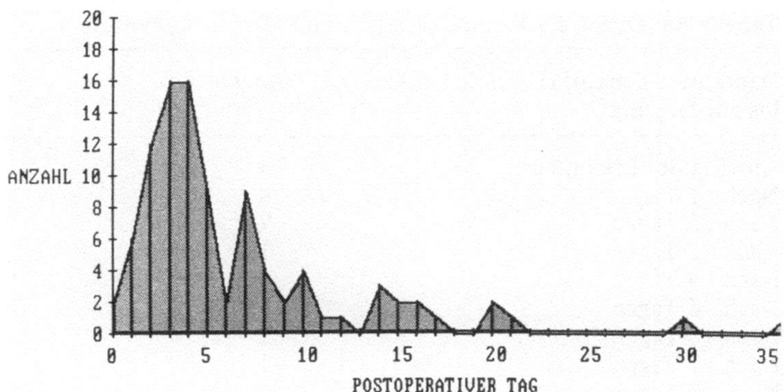

Abb. 11. Graphische Darstellung des Abstandes (in Tagen) zwischen dem Auftreten bzw. Erkennen der Komplikation Hämatom und der Operation (n = 97)

Tabelle 87. Zeitdauer zwischen dem Erkennen der Komplikation Hämatom und der Revision (Gelenkpunktion, Hämatompunktion, Wund- und Weichteilrevision)

Zeitpunkt der Revision	Anzahl
Am selben Tag	17
Nach 1 Tag	12
Nach 2 Tagen	9
Nach 3 Tagen	3
Nach 4 Tagen	5
Nach 5 Tagen	3
Nach 6 Tagen	2
Nach 7 Tagen	4
Nach 8 Tagen	2
Nach 9 Tagen	4
Nach 10 Tagen	1
Nach 13 Tagen	1
Nach 15 Tagen	1
Nach 16 Tagen	1
Nach 17 Tagen	1
Nach 24 Tagen	1

Die Komplikation Hämatom war bei 28 Fällen, in denen konservativ vorgegangen wurde, im Mittel nach 11 Tagen (Standardabweichung = 5,2; Median = 10; unterer Quartilsbereich = 7; oberer Quartilsbereich = 13) behoben; 2 Hämatomkomplikationen konnten nicht beseitigt werden: 1 Patient wurde entlassen, der 2. ist gestorben. Die Patienten mit *operativ* revidierten Hämatomen haben eine kürzere Komplikations*dauer* (Median = 4 gegenüber Median = 10 in der konservativ verbliebenen Gruppe). Es zeigt sich aber auch, daß bei den operativ ausgeräumten Hämatomen 11 Patienten 9–30 Tage noch weiter nachgeblutet haben und die Komplikation trotz operativen Eingreifens nicht *sofort* beherrschbar war.

Es wurden bei 94 Patienten 95 Klinikaufenthaltsdauern angegeben, da ein Patient 2 verschiedene voneinander unabhängige Aufenthalte hatte.

Tabelle 88. Dauer der Komplikation bei 63 Hämatomrevisionen

Dauer des Hämatoms vom Erkennen bis zur Heilung	Anzahl
Am Tag des Erkennens	14
Nach 1 Tag	8
Nach 2 Tagen	7
Nach 3 Tagen	1
Nach 4 Tagen	4
Nach 5 Tagen	3
Nach 6 Tagen	2
Nach 7 Tagen	4
Nach 8 Tagen	1
Nach 9 Tagen	4
Nach 12 Tagen	1
Nach 13 Tagen	2
Nach 15 Tagen	2
Nach 16 Tagen	1
Nach 17 Tagen	1
Nach 19 Tagen	2
Nach 22 Tagen	1
Nach 23 Tagen	1
Nach 24 Tagen	2
Nach 26 Tagen	1
Nach 30 Tagen	1

Median = 4; unterer Quartilsbereich = 1; oberer Quartilsbereich = 11.(Abb. 12).

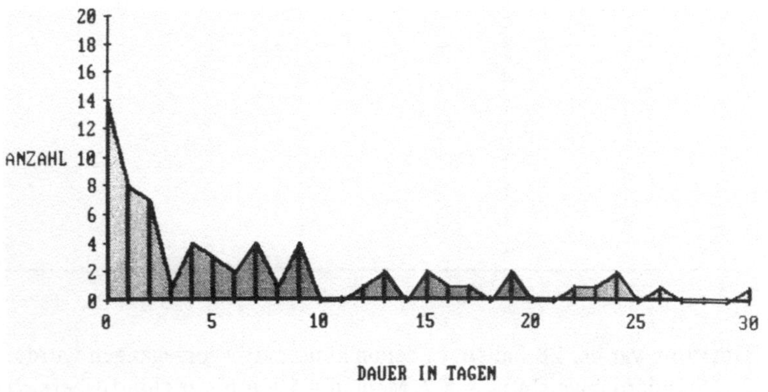

Abb. 12. Graphische Darstellung der Dauer operativ revidierter Hämatome (n = 63)

Tabelle 89. Dauer der Komplikation: Hämatom, nicht operativ revidierte Fälle (n = 28)

Dauer der Komplikation	Anzahl
5 Tage	2
6 Tage	2
7 Tage	4
8 Tage	2
9 Tage	3
10 Tage	6
12 Tage	2
13 Tage	2
14 Tage	1
17 Tage	1
23 Tage	1
24 Tage	2

Median = 10; unterer Quartilsbereich = 7; oberer Quartilsbereich = 13.(Abb. 13).

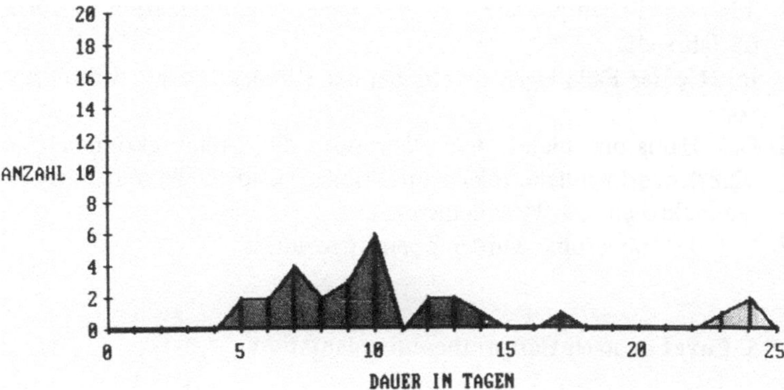

Abb. 13. Graphische Darstellung der Dauer nicht-operativ revidierter Hämatome (n = 28)

21% der Patienten mit der Komplikation des Hämatoms waren länger als 60 Tage stationär aufgenommen, wobei noch andere Komplikationen hinzukommen (Tabelle 90).

Daraus lassen sich nachstehende Schlußfolgerungen ziehen:

1. Das postoperative Hämatom ist im operativen Bereich naturgemäß eine naheliegende und in unserer Studie die häufigste Komplikation (n = 97 Hämatome; 0,66% auf alle chirurgischen Eingriffe 1979–1983).
2. Das Hämatom ist eine örtliche Komplikation; es resultiert keine vitale Gefährdung des Patienten.
3. Bezogen auf alle im Untersuchungszeitraum durchgeführten Hüftgelenkendoprothesen-operationen liegen hier die höchsten Hämatomfrequenzen mit 4,7% und 4,8% sowie 13,9% bei Hüftgelenkendoprothesenwechsel.

104

Tabelle 90. Aufenthaltsdauer der 94 Patienten mit der Komplikation des postoperativen Hämatoms

Klinikaufenthaltsdauer (Tage)	Zahl der Patienten	Davon Todesfälle
0–10	0	
15–20	1	(1)
15–20	9	(1)
20–25	8	(2)
25–30	13	
30–35	20	(4)
35–40	6	(2)
40–45	8	(1)
45–50	6	
50–55	1	
55–60	2	(1)
Über 60	20	(1)

4. 48% der Patienten, die von der Hämatomkomplikation betroffen waren, waren über 65 Jahre alt.
5. In 21% der Fälle lagen bereits bei der Klinikaufnahme Störungen im Gerinnungssystem vor.
6. Das Hämatom bietet den Nährboden für Frühinfektionen (6,4% tiefe Infektionen, 12,8% oberflächliche lokale Infektionen) und für Wundheilungsstörungen (2,1% Wundrandnekrosen, 8% Wunddehiszenzen).
7. 69% der Hämatome wurden operativ revidiert.

3.15 Luxation nach Hüftprothesenimplantation

Die Luxation des künstlichen Hüftkopfes aus der Polyäthylenpfanne oder bei der einfachen Prothese aus der natürlichen Pfanne ist eine typische Frühkomplikation und beruht – eine korrekte Implantationstechnik vorausgesetzt – beim alten Patienten zum Teil auf einer mangelnden Tonisierung der Muskulatur.

Tritt die Luxation später – in den ersten Wochen – auf, liegt der Verdacht einer fehlerhaften Position der Pfanne nahe, mit zu steiler Position oder mit einer zu geringen Anteversion oder gar Retroversion (Weigert et al. 1971).

Im Untersuchungszeitraum 1.1.1979 bis 31.12.1983 sind bei 21 Patienten 27 Prothesenluxationen zu verzeichnen (Tabelle 91). Implantiert wurde in allen Fällen die Hüftgelenkendoprothese Modell St. Georg.

Im Untersuchungszeitraum wurden 660 totale Hüftgelenkendoprothesen und 105 einfache Schaftprothesen implantiert sowie 36 totale Hüftgelenkendoprothesenwechsel vorgenommen.

Bezogen auf die 801 Hüftprothesenoperationen liegt die Luxationsrate bei 3,37%.

Bei 2 Patienten luxierten die Prothesen 2mal (1979); bei einer Patientin luxierte eine einfache Schaftprothese 4mal (1980) und bei einer Patientin luxierte eine einfache Prothese 2mal (1983).

Tabelle 91. Häufigkeitsverteilung der Hüftprothesenluxationen 1.1.1979–31.12.1983
(Anzahl der Patienten = 21)

Jahr	Fallzahl der Hüftprothesenluxationen
1979	10
1980	9
1981	1
1982	1
1983	6

Zahl der Komplikationen: 27

Zu 90% waren von der Prothesenluxation Frauen betroffen, wobei zu berücksichtigen ist, daß Koxarthrose und mediale Schenkelhalsfraktur Leiden sind, die bei Frauen weitaus häufiger vorkommen (Tabelle 92).

Tabelle 92. Geschlechtsverteilung, Mortalität und Sektionsrate bei 21 Patienten mit 27 Hüftprothesenluxationen

Geschlecht:		
Männlich	2	
Weiblich	19	
Patient gestorben:		Sektion
Ja	6	4
Nein	15	
Zahl der Patienten	21	
Zahl der Komplikationen	27	
Mortalitätsquote (%)	29	

Todesfälle

Die 6 Patienten dieser Komplikationsgruppe, die während des Klinikaufenthalts starben, waren Frauen, alle im Alter zwischen 84 und 98 Jahren. Die Todesursache war in 5 Fällen eine kardiopulmonale Komplikation und in einem Fall eine Lungenembolie bei tiefer Becken-Bein-Venenthrombose. Dreimal war eine einfache Prothese und ebenfalls 3mal eine totale Hüftgelenkendoprothese implantiert worden. Diese 6 Patienten hatten sämtlich Schenkelhalsfrakturen und wurden bei absoluter Indikation operiert.

Das Durchschnittsalter ist erwartungsgemäß hoch mit 82 Jahren (Standardabweichung 6,4%), Patienten unter 70 Jahren waren von der Luxation nicht betroffen (Tabelle 93).

Bezogen auf 105 Kopfprothesen, die in 5 Jahren vom 1.1.1979 bis 31.12.1983 implantiert wurden, ergibt sich eine Luxationsrate von 4,76%. Für die totalen Hüftgelenkendoprothesen (n = 660) liegt die Luxationsfrequenz bei 2,27% und für den totalen Hüftgelenkendoprothesenwechsel bei 2,78%.

Die Operationsdauer bei diesen Patienten lag zwischen 55 und maximal 210 min.

Tabelle 93. Altersverteilung der 21 Patienten mit der Komplikation: Luxation nach Hüftprothesenimplantation

Alter (Jahre)	Anzahl der Patienten	Davon gestorben
70– 75	3	
75– 80	6	(1)
80– 85	6	(2)
85– 90	4	(1)
90– 95	1	(1)
95–100	1	(1)

Median = 82,5; unterer Quartilsbereich = 77,5; oberer Quartilsbereich = 87.5.

Tabelle 94. Aufschlüsselung der Prothesenoperationen

Endoprothetik:

Einfache Schaftprothesen	5
Totale Hüftgelenkendoprothesen	15
Totaler Hüftgelenkendoprothesenwechsel	1

Grunderkrankung:

Fraktur	18
Koaxarthrose	3

Tabelle 95. Weitere Risikofaktoren und Zweiterkrankungen der Patienten mit Hüftprothesenluxationen

Risikofaktoren:	n
Alter über 65 Jahre	21
Mehrfachverletzung	2
Adipositas	2
Kachexie	4
Osteoporose	8
Reeingriff	1
Blutungsneigung	4
Anämie	3
Kardiopulmonale Risiken	18

Zweiterkrankungen:	
Diabetes mellitus	6
Hypertonie	7
Varikosis	3
Kardiovaskuläre Erkrankung	15
Kardiopulmonale Erkrankung	5
Harnweginfekt	4
Chronische Nierenerkrankung	2
Arterielle Verschlußkrankheit	3

Tabelle 96. Zusätzliche Komplikation bei 21 Patienten mit Hüftprothesenluxationen

Lungenembolie	1
Tiefe Becken-Bein-Venenthrombose	1
Kardiopulmonale Komplikation	6
Dekubitus	3
Hämatom	1
Lokale Infektion	1
Operationstechnische Komplikation	1

Entsprechend den angegebenen Definitionen müssen bei 21 Patienten mit 27 postoperativen Prothesenluxationen nach einfachen Prothesen und totalen Hüftgelenkendoprothesenimplantationen sowie einem Hüftprothesenwechsel insgesamt 108 Risikofaktoren und Zweiterkrankungen angegeben werden. Jeder Patient weist bereits bei der stationären Aufnahme in der Diagnostik 5,14 dieser Risiken auf. 86% dieser Patienten haben präoperative kardiopulmonale Risiken und 71% manifeste kardiovaskuläre Erkrankungen.

Auch Osteoporose und Stoffwechselerkrankungen sind in hohem Maß anzutreffen (Tabelle 95). Aus den Risikofaktoren und dem hohen Alter zwischen 70 und 98 Jahren wird die Multimorbidität ersichtlich und die mangelnde Tonisierung der Muskulatur postoperativ vorstellbar.

Das postoperative Hämatom resorbierte sich ohne weitere Maßnahmen. Die lokale Infektion blieb bis zum Tod der Patienten bestehen (Tabelle 96).

Als operationstechnische Komplikation muß ein zu flach implantierte Polyärthylenpfanne angesehen werden, die unmittelbar postoperativ luxierte, sich nicht in Narkose reponieren ließ, so daß sofort die blutige Reposition angeschlossen wurde. Hierbei zeigte sich die bestehende Luxationsneigung bei fehlerhaft implantierter Pfanne. Das Pfannenwechseln wurde damit angeschlossen. Weitere Komplikationen traten dann nicht mehr auf.

Die Reaktion auf die Prothesenluxation besteht in der Reposition in Kurznarkose. In 24 Fällen führte dieses Vorgehen zum Erfolg. Um das Repositionsergebnis zu sichern, wurde 7mal ein stabilisierender Unterschenkelgips angelegt. In einem Fall konnte erst ein weiterer am folgenden Tag durchgeführter Repositionsversuch zur Reposition führen. Einmal ließ sich bei regelrecht sitzender Pfanne die Prothese nur blutig reponieren.

Neben dem oben angegebenen Fall war in einem weiteren ein Pfannenwechsel notwendig bei anhaltender Luxationstendenz (positiver Luxationstest).

Daraus folgt:

1. Die Hüftprothesenluxation betrifft überwiegend alte, multimorbide Patientinnen nach Versorgung von Schenkelhalsfrakturen.
2. Die Therapie besteht in der Regel in der unblutigen Reposition in Kurznarkose und der anschließenden Lagerung in Abduktion.

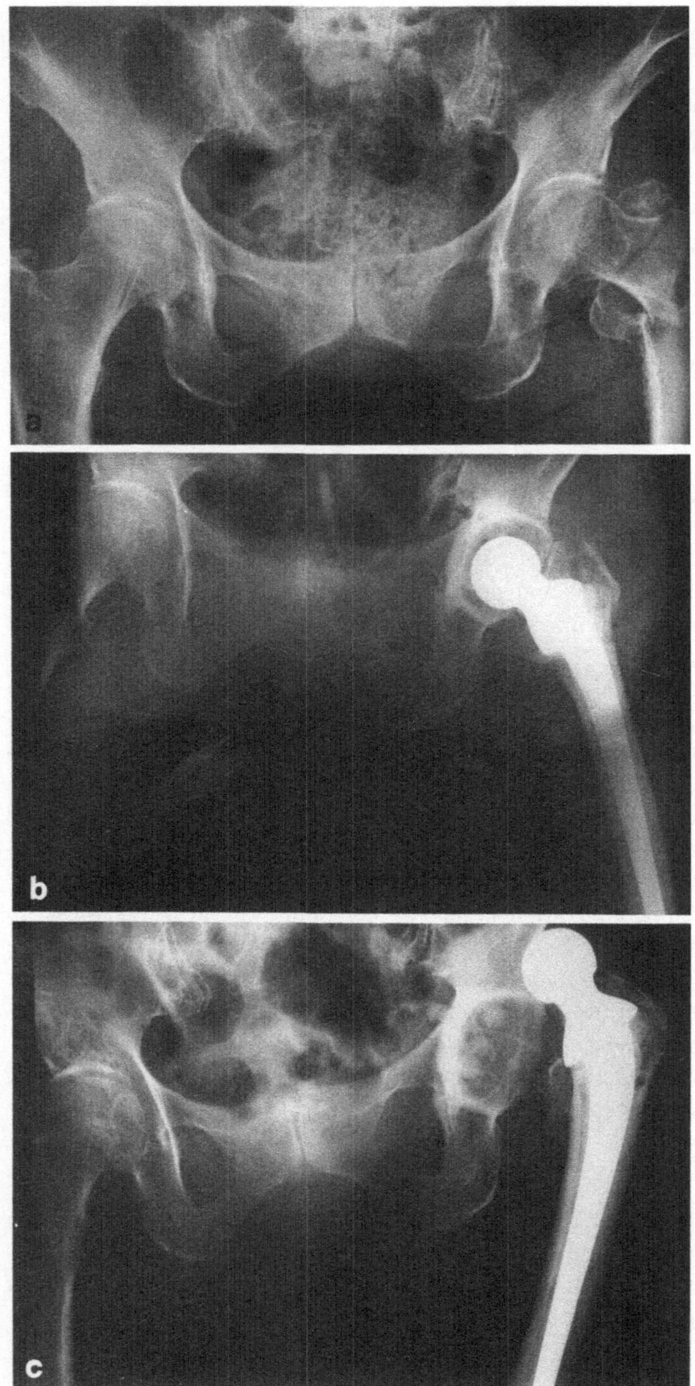

Abb. 14a–c. Frühkomplikation Hüftprothesenluxation (c) bei einer 80jährigen Patientin mit pertrochanterer Oberschenkelfraktur (a) und kardiopulmonalen und kardiovaskulären Begleiterkrankungen sowie einer chronischen Anämie

Tabelle 97. Stationäre Aufenthaltsdauer der 21 Patienten mit Prothesenluxationen

Klinikaufenthaltsdauer (Tage)	Zahl der Patienten	Todesfälle
15–20	1	(1)
20–25	1	
25–30	3	(1)
30–35	1	(1)
35–40	1	
40–45	1	(1)
45–50	1	
50–55	5	(1)
55–60	2	
Über 60	5	(1)

3.16 Komplikation: Nervenläsion – direkt operationsbedingte Schädigung

Zusammengestellt wurden bereits die lagerungsbedingten Nervenläsionen. Im direkten Zusammenhang mit der Operation stehen:

1. scharfe Gewalteinwirkung: Messer, Bohrer, usw.;
2. Hakendruck, der zur Nervenquetschung führt;
3. Dehnung bei Reposition von Frakturen, beim Einsetzungen von Prothesen, bei Osteotomien;
4. Temperatureinflüsse im Sinne von Hitzeeinwirkungen:
   bei Hitzekoagulation, beim Bohren, beim Fräsen des Knochens;
   Hitzeeinwirkung bei Polymerisation von Knochenzement.

Im Untersuchungszeitraum 1.1.1979 bis 31.12.1983 wurden 22 Patienten mit 22 dieser Nervenläsionen, die direkt operationsbedingt eingestuft werden mußten, erfaßt (Tabelle 98).

Bezogen auf 14 682 unfallchirurgische Operationen und Eingriffe, die vom 1.1.1979 bis 31.12.1983 durchgeführt wurden, beträgt die Frequenz von iatrogenen operationsbedingten Nervenschäden 0,15% (Tabelle 98).

Tabelle 98. Häufigkeitsverteilung der operationsbedingten Nervenschäden 1979–1983 (Zahl der Patienten = 22)

Jahr	Fallzahl der operationsbedingten Nervenläsion	Komplikationsrate (%) bezogen auf die durchgeführten Operationen
1979	8	0,28
1980	4	0,14
1981	3	0,11
1982	2	0,06
1983	5	0,16
Zahl der Komplikationen: 22		0,15

Tabelle 99. Geschlechtsverteilung, Mortalität und Sektionsrate der Patienten (n = 22) mit der Komplikation der operationsbedingten Nervenläsion

Geschlecht:

Männlich	11
Weiblich	11

Patient gestorben:

Ja	0
Nein	22

Tabelle 100. Altersverteilung der 22 Patienten mit der Komplikation der direkt mit der Operation im Zusammenhang stehenden Nervenschädigung

Alter (Jahre)	Anzahl der Patienten (n)
0−15	1
15−20	2
20−25	1
25−30	2
30−35	2
35−40	3
45−45	0
45−50	2
50−55	2
55−60	1
60−65	1
65−70	0
70−75	1
75−80	2
80−85	1
85−90	1

Median = 42,5; unterer Quartilsbereich = 27,5; oberer Quartilsbereich = 62,5; $\bar{x}$ = 46; s = 22,5.

Frauen und Männer waren von der operationsbedingten Nervenläsion gleichermaßen betroffen. Keiner dieser 22 Patienten starb (Tabelle 99). Das Durchschnittsalter beträgt 46 Jahre (Tabelle 100).

Die Komplikation der operationsbedingten Nervenläsion betrifft Patienten aller Dezennien gleichermaßen.

Der Fall der Nervenläsion bei Wirbelsäulenstabilisierung betraf eine instabile HWK-7-Fraktur mit Einengung des Spinalkanals. Nach der Spondylodese war als Komplikation durch die Operation eine Rekurrensparese ohne Besserung zu verzeichnen.

16 der 22 Patienten (72,7%) wurden an der oberen Extremität operiert und 5 (22,3%) an der unteren Extremität. Die Wahrscheinlichkeit der Nervenläsion ist an der oberen Extremität 3,2mal höher als an der unteren. Nervenläsionen traten bei 3 Patienten nach Materialentfernungen an der oberen Extremität auf (Tabelle 101).

Tabelle 101. Aufschlüsselung der Operationen, die bei diesen 22 Patienten durchgeführt wurden

Art der Operation	n	(%)
Stabilisierung: Plattenosteosynthesen:		
Wirbelsäule	1	0,68
Humeruskopf	2	0,77
Humerusschaft	7	7,07
Radius	4	
Ulna	2	2,03
Ellengelenk	2	0,83
Becken	1	2,17
Oberschenkel	1	0,53
Handchirurgische Operationen:		
mit Knochen-, Sehnen- und Nervenversorgung	1	0,18
Verbundosteosynthesen:	1	1,12
Andere Osteotomien:	3	1,55
Materialentfernungen:	4	0,22
(einmal Humerusschaft, je einmal Radius und Ulna, einmal Ellengelenk)		
Endoprothetik:		
Totale Hüftgelenkendoprothesenimplantation	1	0,15
Spongiosaentnahme	1	0,25

Bei den Patienten mit operationsbedingten Nervenläsionen treten nur 1,7% der Risikofaktoren und Zweiterkrankungen auf (Tabelle 102). Die Patienten mit Nervenschäden durch lagerungsbedingten Druck sind mit 3,08% dieser Risiken belastet. Die operationsbedingten Nervenläsionen sind nicht durch den allgemeinen Gesundheitszustand des Patienten beeinflußt.

Bei 20 der 22 Patienten war die operationsbedingte Nervenläsion die einzige Komplikation während des stationären Aufenthalts. Bei 2 Patienten lagen je eine weitere Komplikation vor: einmal ein Dekubitus (bei Operation einer totalen Hüftgelenkendoprothese) und einmal eine kardiopulmonale Komplikation (bei Humeruskopfverbundosteosynthese).

Im Gegensatz zu den bereits beschriebenen Frühkomplikationen blieb der gesetzte Nervenschaden ein isoliertes Problem und steht mit weiteren Komplikationen nicht in Beziehung.

64,0% der Nervenläsionen wurden am Operationstag entdeckt, 13,6% am 1. postoperativen Tag und ebenfalls 13,6% am 2. postoperativen Tag (Tabelle 103).

Bei allen 22 Patienten hat präoperativ kein Nervenschaden vorgelegen. Im Gegensatz hierzu war bei den lagerungsbedingten Nervenläsionen eine größere Streuung des zeitlichen Erkennens (0—44 Tage, Durchschnitt 16 Tage) zu verzeichnen.

112

Tabelle 102. Risikofaktoren und Zweiterkrankungen der 22 Patienten mit operationsbedingten Nervenläsionen

Alter über 65 Jahre	5
Mehrfachverletzte	4
Adipositas	3
Tumorpatient	1
Chronischer Alkoholabusus	2
Reeingriff	3
Notfalleingriff	5
Blutungsneigung	1
Anämie	1
Chronisch pulmonale Risiken	4
Diabetes mellitus	1
Hypertonie	2
Chronisch pulmonale Erkrankung	1
Harnweginfekte	2
Chronische Nierenerkrankung	1
Chronische Magen-Darm-Erkrankung	1

Tabelle 103. Zeitpunkt des Erkennens der Nervenschädigung bei 22 Patienten

Zeitpunkt	Anzahl der Patienten
Sofort postoperativ	14
Am 1. postoperativen Tag	3
Am 2. postoperativen Tag	3
Am 5. postoperativen Tag	1
Am 6. postoperativen Tag	1

13 von 22 Nervenläsionen betrafen den motorischen Teil des N. radialis (Tabelle 104); dies macht die Problematik der operativen Versorgung von Humeruskopf, Humerusschaft sowie Radiusköpfchen und Radiusschaft deutlich.

Bis auf 2 Patienten wurden alle während des regulären Operationsprogramms operiert. Einmal war der Operationsbeginn 15.00 Uhr und einmal 18.00 Uhr.

Die Behandlung war in 20 Fällen rein konservativ und entspricht den bereits bei den Druckschäden dargelegten Prinzipien.

Tabelle 104. Lokalisation der Nervenläsion, bedingt durch Art der Operation und Anatomie

N. recurrens	1
N. radialis	13
N. radialis superficialis	1
N. ulnaris	1
N. medianus	1
N. ischiadicus	2
N. peroneus	2
N. ilioinguinalis	1

Tabelle 105. Stationäre Aufenthaltsdauer der 22 Patienten mit der Komplikation des operationsbedingten Nervenschadens

Klinikaufenthaltsdauer (Tage)	Zahl der Patienten
0–10	2
10–15	3
15–20	6
20–25	2
25–30	0
30–35	0
35–40	1
40–45	3
45–50	0
50–55	0
55–60	2
Über 60	1

Als orthopädisches Hilfsmittel wurde in 4 Fällen bei N.-radialis-Läsion die Radialisschiene eingesetzt, die die Überdehnung der Hand und Finger verhindert. Die passive Streckung im Handgelenk schafft die Voraussetzung für den Einsatz der intakten Beuger. Bei der Läsion der unteren Extremität wurde in 3 Fällen die Peroneusschiene verordnet.

Als operative Maßnahme wurde 2mal eine Neurolyse durchgeführt, einmal des N. medianus und einmal des tiefen motorischen Radialisastes.

In 21 Fällen (95%) bestand die Komplikation der direkt mit der Operation im Zusammenhang stehenden Nervenläsion noch bei der Entlassung. Nur bei einer 22jährigen mehrfachverletzten Patientin mit Humerusschaftfraktur war die Radialisparese nach 17 Tagen weitgehend zurückgebildet.

Nur 1 Patient hatte eine stationäre Aufenthaltsdauer von über 2 Monaten, 60% der Patienten verließen die Klinik nach 4 Wochen (Tabelle 105).

Von zusammen 51 lagerungsbedingten und 22 iatrogenen operationsbedingten Nervenläsionen war nur eine einzige Schädigung bei der Entlassung behoben.

Beim Aktenstudium mit Dokumentation weiterer stationärer Aufenthalte konnte in 7 Fällen die Nervenschädigung als beseitigt angesehen werden (14%). Verlauf und Schicksal der anderen 43 Nervenläsionen bleiben unbekannt. Hier liegt die Anregung zu einem Nachuntersuchungsprogramm.

Daraus folgt:

1. Trotz schonenden Operierens liegt die operationsbedingte Nervenläsion im Risikobereich des jeweiligen Eingriffs.
2. Bezogen auf alle von 1979 bis 1983 durchgeführten Operationen beträgt die Frequenz iatrogener operationsbedingter Nervenschäden 0,15%.
3. Der N. radialis (motorisch) ist in unserem Krankengut mit 59% (n = 13) am häufigsten betroffen. Die Gefährdung ist begründet in seiner anatomischen Lage bei der Versorgung von Humeruskopf-, Schaft- und distalen Humerusfrakturen sowie auch Radiusköpfchen- und Radiusschaftfrakturen.

114

Die Indikation zur Osteosynthese des Humerus sehen wir

— bei nicht reponiblen grob dislozierten Humeruskopffrakturen und Luxationsfrakturen
  des Humeruskopfes,
— bei subkapitalen und metaphysären irreponiblen Frakturen mit Dislokation um Schaft-
  breite,
— bei Quer- und Schrägbrüchen im Schaftbereich bei Polytrauma,
— bei suprakondylären Frakturen des distalen Humerusendes,
— bei Frakturen mit primären Nervenläsionen und bei allen Gefäßläsionen.

Anhand der Röntgenaufnahmen wurden die Operationsindikationen überprüft (Abb. 15).

Daraus folgt:

1. Die Rate der Radialisparesen bei Humerusschaftfrakturen liegt bei 7%.
2. Die Rate der Radialisparesen bei der Versorgung des proximalen Radius und Radius-
   schaftes liegt bei 2%.
3. 64% der Nervenläsionen wurden am Operationstag zur Kenntnis genommen und 13,6%
   jeweils am 1. und 2. postoperativen Tag.
4. Bei dem grundsätzlichen Bestreben, die Humerusfrakturen funktionell zu behandeln
   ("hanging cast", Desault-Verband, Gilchrist-Verband), stellen die operierten Fälle eine
   negative Auslese durch den Frakturtyp dar, wie die Durchsicht der Röntgenaufnahmen
   zeigte. Es bestand bei den operierten Fällen eine klare Indikation, was sich auch in dem
   Zeitraum zwischen Aufnahme und Operationsdatum ausdrückt. Bei 7 entsprechenden
   Fällen wurde 2mal am Aufnahmetag, einmal am 2. Tag nach der Aufnahme, 3mal am

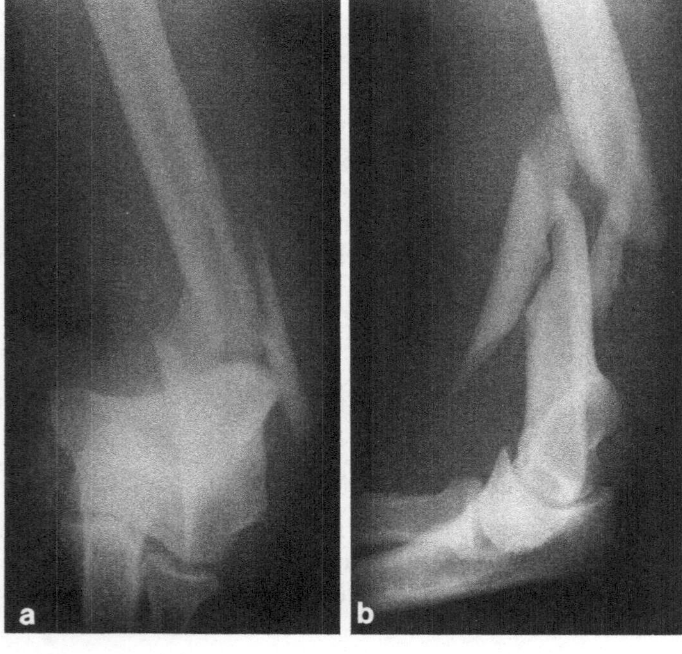

Abb. 15a, b

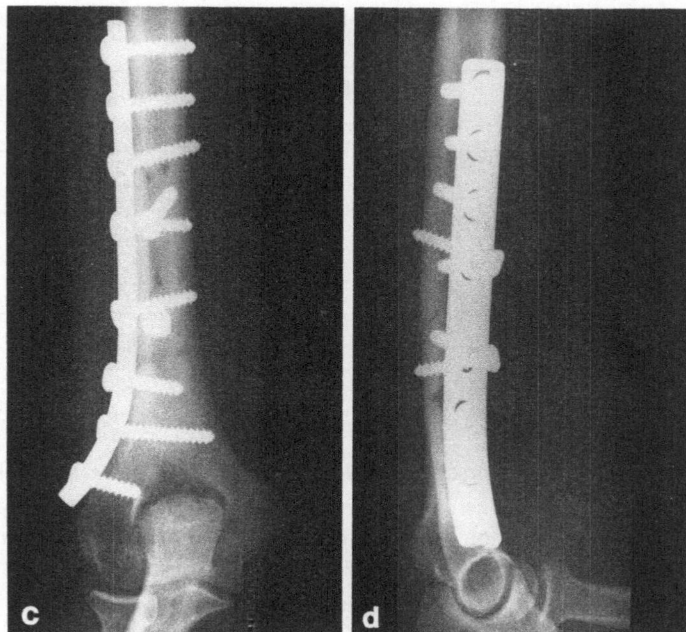

Abb. 15a–d. Distale Humerusmehrfraktur mit erheblicher Dislokation als Beispiel für die Operationsindikation von Humerusfrakturen (**a, b**), Operative Versorgung durch stabile Osteosynthese (**c, d**)

3. Tag nach der Aufnahme und einmal am 7. Tag nach der Aufnahme die operative Versorgung vorgenommen (im Mittel nach 2,6 Tagen, Standardabweichung 2,2). Es wurden also weniger die Fälle mit Fehlentwicklung nach konservativem Therapieversuch operiert.

5. Bei operativ traumatischer Lähmung ist u.E. sofortige Revision nur in seltenen Fällen (Kontinuitätsdurchtrennung) angezeigt und die Behandlung unter Ausnutzung der konservativen Mittel wie beschrieben zu beginnen.

3.17 Komplikation: Wunddehiszenz

Die Wunddehiszenz ist eine Form der Wundheilungsstörung ohne pathogene Keimbesiedlung, verursacht durch ungenügend adaptierende Hautnaht und postoperatives Ödem. Der Schutzmantel der Haut ist aufgehoben, die *Gefahr* der Keimbesiedelung und Infektion tritt hinzu.

Im Untersuchungszeitraum 1.1.1979 bis 31.12.1983 beobachteten wir bei 30 Patienten postoperativ 33 Wunddehiszenzen (Tabelle 106).

Bezogen auf 14 682 unfallchirurgische Operationen und Eingriffe, die vom 1.1.1979 bis 31.12.1983 durchgeführt wurden, beträgt die Frequenz von Wunddehiszenzen 0,23%. 1982 und 1983 konnte ein deutlicher Rückgang dieser postoperativen lokalen Komplikation gesehen werden, nachdem die Entfernung der Fäden in der Regel frühestens 14 Tage nach

116

Tabelle 106. Häufigkeitsverteilung postoperativer Wunddehiszenzen 1979–1983, (Patientenzahl = 30)

Jahr	Fallzahl: Wunddehiszenz	Komplikationsrate (%)
1979	6	0,21
1980	11	0,39
1981	9	0,31
1982	3	0,10
1983	4	0,13
Zahl der Komplikationen: 33		0,23

der Operation, bei erschwerter Wundheilung (z.B. Leberzirrhose) auch später vorgenommen wurde.

Die Komplikation der Wunddehiszenz fand sich bevorzugt in 63,3% bei Männern und in 33,4% bei Frauen (Tabelle 107). Die 78jährige Patientin, die starb, hatte nach operativer Frakturstabilisierung mit Pohl-Laschenschraube zunächst die mit der Operation direkt im Zusammenhang stehenden Komplikationen Wunddehiszenz, Serom und tiefe Infektion, dann im weiteren Verlauf kardiopulmonale Probleme, die unmittelbar zum Tode führten.

Das Durchschnittsalter beträgt 54 Jahre (Tabelle 108).

Auffälligkeiten in bezug auf die Lokalisation und Art der Operation sind nicht zu finden (Tabelle 109). An der unteren Extremität, insbesondere am Sprunggelenk, ist der Weichteilmantel spärlich; bei Ödembildung, zu früher Fädenentfernung und Bewegung kommt es leichter zur Dehiszenz. Jedoch bezogen auf die große Anzahl gerade dieser Operationen, ist die Komplikation vergleichsweise selten.

Jeder Patient ist mit 3,1% dieser Risikofaktoren und Zweiterkrankungen belastet. 26,7% der Patienten, die postoperativ die Wundheilungsstörung der Wunddehiszenz entwickelten, waren älter als 65 Jahre, hatten kardiopulmonale Risiken und eine Hypertonie. 1/3 der Patienten war adipös und 1/3 mußte notfallmäßig operiert werden.

Tabelle 107. Geschlechtsverteilung, Mortalität und Sektionsrate der Patienten mit der Komplikation der Wunddehiszenz

Geschlecht:

Männlich	19	
Weiblich	11	

Patient gestorben: | | Sektion

Ja	1	0
Nein	29	
Zahl der Patienten	30	
Mortalitätsquote (%)	3,3	

Tabelle 108. Altersverteilung der 30 Patienten mit der Komplikation Wunddehiszenz

Alter (Jahre)	Anzahl der Patienten	Alter (Jahre)	Anzahl der Patienten
0—15	0	50—55	2
15—20	1	55—60	1
20—25	1	60—65	4
25—30	0	65—70	2
30—35	2	70—75	2
35—40	5	75—80	3
40—45	2	80—85	1
45—50	4		

Median = 50; unterer Quartilsbereich = 39; oberer Quartilsbereich = 64; $\bar{x}$ = 53,8, s = 17,1.

Tabelle 109. Aufschlüsselung der Operationen, die bei Patienten mit nachfolgender Wunddehiszenz durchgeführt wurden

	n	(%)
Stabilisierung:		
Humeruskopf	2	0,77
Humerusschaft	1	1,01
Radius	1	0,34
Sub- und pertrochanterer Oberschenkel	2	0,60
Tibiakopf	2	1,44
Tibiaschaft	2	0,76
OSG	6	0,79
Fuß	2	1,90
Davon:		
Verbundosteosynthese	2	2,25
Umstellungsosteotomie	1	2,07
Andere Osteotomien	2	
Entfernung von Verkalkungen nach TEP	1	0,56
Materialentfernung Tibiaschaft	1	
Endoprothetik:		
Totale Hüftgelenkendoprothesenimplantation	2	0,30
Totale Kniegelenkendoprothesenimplantation	1	0,69
Meniskus- und Kniebandoperationen	1	0,13
Sehnenoperationen	1	0,29
Operationen von Weichteiltumoren	1	0,56
Schädeltrepanation	1	0,93
Laparotomie mit nachfolgendem Platzbauch	1	0,74
Davon:		
Große septische Knochenoperation	1	0,34
Große stationäre Wundversorgung	2	0,17
Plastisch-chirurgische Eingriffe	3	0,72

Im stationären Verlauf kam es auch bei dieser Gruppe zur Ausbildung weiterer Komplikationen (Tabelle 111).

Bei der Patientengruppe mit der Komplikation Wunddehiszenz (n = 30) kam es nur bei 2 Patienten zu einer weiteren allgemeinmedizinischen Komplikation, bei allen anderen zu örtlich begrenzten wie Wundrandnekrosen, Hämatomen, lokalen und tiefen Infektionen.

Von 30 Patienten hatten 7 *nur* die Komplikation der Wunddehiszenz *allein.*

Im Verlauf traten *zeitlich vor der Wunddehiszenz* auf: alle 8 Hämatome,

1 lokale Infektion,
2 operationstechnische Osteosynthesekomplikationen,
1 Osteitis,
2 tiefe Wundrandnekrosen.

Im Verlauf traten *zeitlich mit der Wunddehiszenz* auf:

7 lokale Infektionen,
1 Sehnenruptur,
2 Serome,
1 tiefe Infektion,
3 Wundrandnekrosen.

Im Verlauf traten *zeitlich nach der Wunddehiszenz* auf:

1 lokale Infektion,
2 tiefe Infektionen.

Eine Wunddehiszenz bei gleichzeitig aufgetretenem Serom wurde durch ein Fadengranulom unterhalten. Eine weitere Wunddehiszenz entstand durch versehentliches Entfernen des Nahtmaterials am 4. postoperativen Tag.

Die Komplikation Wunddehiszenz wurde im Minimum am Operationstag und im Maximum nach 53 Tagen postoperativ diagnostiziert.

Die Abb. 16 zeigt den Beginn der Komplikation Wunddehiszenz postoperativ in Tagen (Tabelle 112).

Ist wegen zusätzlicher Komplikationen, z. B. Infekt, eine operative Revision vorausgegangen und kam dann noch eine Wunddehiszenz hinzu, so rechnet sich die Zeitspanne vom Operationsdatum der Revision bis zum Auftreten der nachfolgenden Wunddehiszenz.

20 der 33 Wunddehiszenzen wurden konservativ lokal durch Wundreinigung und Desinfektion behandelt. Die Komplikation Wunddehiszenz blieb in 3 Fällen über das Entlassungsdatum hinaus bestehen.

Die Dauer der Komplikation Wunddehiszenz vom Auftreten bis zum Abheilung betrug zwischen 5 und 75 Tagen (Tabelle 113).

Tabelle 110. Risikofaktoren und Zweiterkrankungen der 30 Patienten mit postoperativen Wunddehiszenzen

Alter über 65 Jahre	8
Mehrfachverletzte	4
Unfallschock	2
Adipositas	10
Tumorpatient	1
Chronischer Alkoholabusus/Leberzirrhose	7
Hautkontusion	3
Reeingriff	4
Notfalleingriff	11
Offene Fraktur	3
Fieber	1
Blutungsneigung	4
Anämie	2
Klinisch manifeste kardiopulmonale Risiken	8
Diabetes mellitus	4
Hypertonie	8
Varikosis	1
Kardiovaskuläre Erkrankung	5
Chronisch pulmonale Erkrankung	2
Harnweginfekt	2
Chronische Magen- und Darmerkrankung	1
Sonstige	3

Tabelle 111. Zusätzliche Komplikationen bei 23 Patienten mit Wunddehiszenzen

Kardiopulmonale Komplikation	1
Dekubitus	1
Hämatom	8
Lokale Infektion	9
Operationstechnische Komplikation	2
Osteitis	1
Sehnenruptur	1
Serom	2
Tiefe Infektion	5
Wundrandnekrose	5

In 11 Fällen von Wunddehiszenz nahm die Behandlung länger als 30 Tage in Anspruch. 63,6% der Wunddehiszenzen waren nach 30 Behandlungstagen behoben.

Die operative Behandlung bestand 5mal in der Wundrevision mit Sekundärnaht, 4mal in dem größeren Eingriff der Weichteilrevision mit Sekundärnaht und 4mal in einer plastischen Hautdeckung.

Gut die Hälfte (57%) der Patienten mit der Komplikation Wunddehiszenz war länger als 60 Tage stationär aufgenommen. Darin kommt zum Ausdruck, daß diese lokale Wundheilungsstörung langzeitige Pflege in Anspruch nimmt.

Tabelle 112. Zeitraum zwischen Operation und Auftreten bzw. Erkennen der Komplikation Wunddehiszenz in Tagen (n = 32; Abb. 16)

Tag	Anzahl der Komplikationen
Operationstag	1
2. postoperativer Tag	2
3. postoperativer Tag	4
4. postoperativer Tag	1
6. postoperativer Tag	2
7. postoperativer Tag	1
8. postoperativer Tag	3
9. postoperativer Tag	3
10. postoperativer Tag	1
11. postoperativer Tag	1
12. postoperativer Tag	2
14. postoperativer Tag	3
16. postoperativer Tag	2
17. postoperativer Tag	2
22. postoperativer Tag	1
30. postoperativer Tag	1
43. postoperativer Tag	1
53. postoperativer Tag	1

Median = 9; unterer Quartilsbereich = 4; oberer Quartilsbereich = 16; $\overline{x}$ = 12,2; s = 11,3.

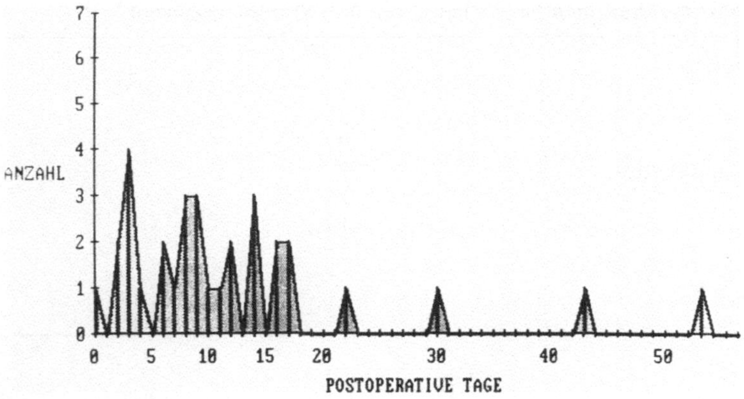

Abb. 16. Wunddehiszenz-Zeitraum zwischen Operation und Erkennen der Komplikation (n = 32)

Tabelle 113. Dauer der Komplikation Wunddehiszenz in Tagen vom Auftreten bis zum Abheilen (n = 29)

Tage	Anzahl der Fälle
5	1
6	1
7	1
8	0
9	3
12	1
13	2
14	1
15	1
16	1
19	1
20	2
22	2
23	1
26	1
29	2
43	1
51	1
56	1
60	1
65	1
71	1
74	1
75	1

Median = 20; unterer Quartilsbereich = 12; oberer Quartilsbereich = 50; $\bar{x}$ = 28,7; s = 22,1.

Tabelle 114. Zeitraum vom Auftreten der Wunddehiszenz bis zum operativen Vorgehen

Zeitraum (Tage)	Fälle
0	2
4	3
7	1
13	3
19	1
20	1
35	1
65	1

Median = 5; unterer Quartilsbereich = 4; oberer Quartilsbereich = 20; $\bar{x}$ = 15,2; s = 17,2.

Tabelle 115. Stationäre Aufenthaltsdauer der 30 Patienten mit der Komplikation
Wunddehiszenz

Klinikaufenthaltsdauer (Tage)	Zahl der Patienten	Davon gestorben
0–10	0	
10–15	0	
15–20	3	(1)
20–25	1	
25–30	3	
30–35	1	
35–40	1	
40–45	1	
45–50	3	
50–55	0	
55–60	0	
Über 60	17	

Daraus folgt:

1. Vom 1.1.1979 bis 31.12.1983 lag die Frequenz von Wunddehiszenzen bezogen auf alle stationär durchgeführten Eingriffe bei 0,23%.
2. Eine bevorzugte Operationslokalisation ließ sich nicht feststellen.
3. Treten bei einem Patienten mehrere Komplikationen während des stationären Aufenthalts auf, so treffen diese zeitlich mit der Wunddehiszenz zusammen oder sind zeitlich zuvor festzustellen. Nur in 2 Fällen kam es zuerst zur Wunddehiszenz und später zur lokalen Infektion und einmal zu einer tiefen Infektion.
4. Die Komplikation Wunddehiszenz bleibt in der Regel eine lokale Wundheilungsstörung, erfordert jedoch ein hohes Maß an pflegerischer Leistung und in 39% der Fälle ein operativ-plastisches Verfahren.
5. Die stationäre Behandlung nahm in 57% der Fälle länger als 60 Tage Zeit in Anspruch.

3.18 Komplikation: Wundrandnekrose

Nach operativen unfallchirurgischen Eingriffen wird der Behandlungserfolg durch die Entstehung von Nekrosen gefährdet, die nur die Haut betreffen oder bis in die Subkutis reichen. Die Wundrandnekrose ist die Folge einer Mangeldurchblutung der Haut und der darunterliegenden Weichteile mit der Gefahr der Sekundärinfektion.

Begünstigt werden diese durch eine unfallbedingte Schädigung des Weichteilmantels oder/und die operative Traumatisierung der Weichteile.

Im Untersuchungszeitraum 1.1.1979 bis 31.12.1983 beobachteten wir postoperativ bei 50 Patienten 56 Wundrandnekrosen (Tabelle 116).

Bezogen auf 14 682 unfallchirurgische Operationen und Eingriffe, die vom 1.1.1979 bis 31.12.1983 durchgeführt wurden, beträgt die Frequenz von Wundrandnekrosen 0,38%. Zieht man die Wundheilungsstörungen, Nekrosen und Deshizenzen zusammen, beträgt die Rate 0,61%.

Tabelle 116. Häufigkeitsverteilung der Wundrandnekrosen 1979–1983 (Patientenzahl = 50)

Jahr	Fallzahl: Wundrandnekrosen	Komplikationsrate (%) bezogen auf alle durch- geführten Operationen
1979	17	0,59
1980	14	0,50
1981	7	0,25
1982	15	0,48
1983	3	0,10
Zahl der Komplikationen: 56		0,38

Tabelle 117. Geschlechtsverteilung, Mortalität und Sektionsrate der Patienten
mit der Komplikation der Wundrandnekrose

Geschlecht:

Männlich	26	
Weiblich	24	

Patient gestorben:		Sektion
Ja	1	1
Nein	49	
Zahl der Patienten	50	
Mortalitätsquote (%)	2	

Tabelle 118. Altersverteilung der 50 Patienten mit der Komplikation
Wundrandnekrose (n = 50)

Alter (Jahre)	Anzahl der Patienten
0–15	0
15–20	3
20–25	1
25–30	6
30–35	4
35–40	6
40–45	3
45–50	5
50–55	2
55–60	5
60–65	3
65–70	3
70–75	3
75–80	4
80–85	2

Median = 47,5; unterer Quartilsbereich = 32,5; oberer Quartilsbereich = 37,5; $\bar{x}$ = 48,7;
s = 18,7.

Die Komplikation Wundrandnekrose fand sich bei Frauen und Männern gleichermaßen (Tabelle 117).

Die 26jährige mehrfachverletzte Patientin mit offenen Tibiaschaftfrakturen beidseits, die primär bei Hautkontusion mit dem Fixateur beidseits versorgt wurden, starb an den Folgen des schweren Schädel-Hirn-Traumas.

Das Durchschnittsalter beträgt 49 Jahre; alle Altersstufen sind etwa gleich häufig von der Komplikation der Wundrandnekrose betroffen (Tabelle 118).

Es zeigt sich die Anfälligkeit des Unterschenkels, des oberen Sprunggelenkes und Fußes mit dem spärlichen Weichteilmantel, der häufig noch durch zusätzliche direkte Traumen geschädigt ist (Tabelle 119).

Jeder Patient ist mit 3,1% dieser Risikofaktoren und Zweiterkrankungen belastet.

22% der Patienten, die postoperativ die Wundheilungsstörung der Wundrandnekrose entwickelten, waren älter als 65 Jahre. Wie auch bei der Wunddehiszenz waren Auffälligkeiten die Adipositas (26%), und 52% mußten notfallmäßig nach Sicherung der vitalen Funktionen operiert werden. *40% der Patienten* wiesen präoperativ Hautkontusionen auf, und auch Reeingriffe bei *durchblutungsgestörten Verhältnissen* waren mit *26%* zu verzeichnen (Tabelle 120).

Im stationären Verlauf kam es auch bei den Patienten mit der Komplikation Wundrandnekrose zur Ausbildung weiterer Komplikationen (Tabelle 121).

Interessiert hat uns die Frage: Ist die Wundrandnekrose zuerst aufgetreten oder zeitlich nach den anderen Komplikationen?

Im Verlauf traten zeitlich vor der Wundrandnekrose auf:

2 Hämatome,
1 lokale Infektion.

Im Verlauf traten zeitlich mit der Wundrandnekrose auf:

3 lokale oberflächliche Infektionen,
1 tiefe Infektion,
1 Serom,
2 Wunddehiszenzen.

Im Verlauf traten zeitlich nach der Wundrandnekrose auf:

3 lokale oberflächliche Infektionen,
3 Wundranddehiszenzen.

Die Komplikation Wundrandnekrose wurde im Minimum am Operationstag und im Maximum nach 35 Tagen postoperativ diagnostiziert. 18 der 56 Wundrandnekrosen (n = 32%) wurden auf operativ behandelt (Abb. 17).

In 2 Fällen waren 2 operative Eingriffe notwendig: 2mal 2malige Hauttransplantation und einmal bei arterieller Verschlußkrankheit zunächst zur Verbesserung der Durchblutungssituation eine Profundaplastik und später eine Sekundärnaht und vorzeitige Osteosynthesematerialentfernung.

Tabelle 119. Aufschlüsselung der Operationen, die bei 50 Patienten mit Wundrandnekrosen durchgeführt wurden

Art der Operationen	Zahl der Operationen		%
Stabilisierung:			
Ellengelenk	1		0,42
Oberschenkelschaft	1		0,53
Tibiakopf	1		0,72
Tibiaschaft	13		4,92
Pilon tibiale	2		3,39
OSG	12		1,58
Fuß	4		3,81
Davon Verbundosteosynthesen	1		1,12
Umstellungosteotomie und andere Osteotomien	2		1,04
Materialentfernungen:			
Tibiaschaft	7	(5)	0,39
OSG	7	(5)	0,39
Endoprothetik:			
Totaler Hüftprothesenwechsel	1		2,78
Kniebandoperationen	2		0,27
OSG-Bänder (Plastiken)	2		0,69
Sehnenoperationen	3		0,88
Operationen von Weichteilen	2		0,51
Amputationen	1		0,90
Hautplastiken und plastisch-chirurgische Eingriffe	6		1,44
Beckenspongiosaentnahme	1		0,25
Große septische Knochenoperationen	2		0,69
Große stationäre Wundversorgung	4		0,34

Einmal mußte eine Wundrandnekrose 3mal operiert werden (1. Teilmaterialentfernung und plastische Hautdeckung, 2. plastische Hautdeckung, 3. Materialentfernung).

Insgesamt wurden 13 Hauttransplantationen einschl. der beschriebenen anderen plastischen Verfahren angewendet.

4mal erfolgte der kleinere Eingriff der Wundrevision mit Sekundärnaht und 3mal der größere Eingriff der Weichteilrevision; 5mal entschloß man sich zur vorzeitigen Materialentfernung, entweder bei freiliegenden Schrauben oder bei gleichzeitigem Infekt.

Mehr noch als bei der Komplikation Wunddehiszenz sind bei den Wundrandnekrosen die Zeitspannen vom Auftreten der Komplikation bis zur operativen Revision und plastischen Deckung sehr weit gestreut; deutlich wird darin die Schwierigkeit der konservativen Vorbereitung des Wundgrundes und der Weichteilumgebung, um einen operativen Therapieerfolg zu erzielen.

126

Tabelle 120. Risikofaktoren und Zweiterkrankungen der 50 Patienten mit postoperativen Wundrandnekrosen

Risikofaktoren:	n	%
Alter über 65 Jahre	11	22
Mehrfachverletzte	9	18
Unfallschock	3	6
Adipositas	13	26
Tumorpatient	2	4
Chronischer Alkoholabusus	8	16
Hautkontusion	20	40
Reeingriff	13	26
Notfalleingriff	26	52
Offene Fraktur	7	14
Blutungsneigung	2	4
Anämie	3	6
Klinisch manifeste kardiopulmonale Komplikationen	10	20
Zweiterkrankungen:		
Diabetes mellitus	4	8
Hypertonie	4	8
Varikosis	4	8
Kardiovaskuläre Erkrankung	6	12
Kardiopulmonale Erkrankung	2	4
Harnweginfekt	1	2
Chronische Magen-Darm-Erkrankung	1	2
Arterielle Verschlußkrankheit	3	6
Sonstige	1	2

Tabelle 121. Zusätzliche Komplikationen bei 50 Patienten mit postoperativen Wundrandnekrosen

Kardiopulmonale Komplikation	1
Hämatome	2
Lokale Infektion	7
Serom	1
Tiefe Infektion	1
Wunddehiszenzen	5

12 der 56 Wundrandnekrosen (21,4%) konnten bis zum Ende des stationären Aufenthalts nicht zur vollständigen Abheilung gebracht werden. Bei der Wunddehiszenz waren es nur 9%. Von diesen 12 Wundrandnekrosen konnte die Heilung aus den Krankengeschichten bei 5 Patienten, die einen weiteren späteren stationären Aufenthalt hatten, entnommen werden. Die Dauer der Komplikation Wundrandnekrose vom Erkennen bis zum Abheilen betrug zwischen 6 und 219 Tagen (Infekt).

43% der Wundrandnekrosen waren nach 30 Tagen Behandlung behoben, bei den Wunddehiszenzen waren es zur gleichen Zeit 63,6% (Tabelle 123, Abb. 18).

Tabelle 122. Zeitpunkt des Erkennens der Komplikation Wundrandnekrose (n = 54, für 2 Fälle liegen keine Eintragungen vor) (Abb. 17)

Zeitpunkt	n
0 = Operationstag	1
1. postoperativer Tag	2
2. postoperativer Tag	7
3. postoperativer Tag	10
4. postoperativer Tag	4
5. postoperativer Tag	8
6. postoperativer Tag	4
7. postoperativer Tag	5
8. postoperativer Tag	0
9. postoperativer Tag	3
10. postoperativer Tag	2
11. postoperativer Tag	3
12. postoperativer Tag	0
13. postoperativer Tag	0
14. postoperativer Tag	0
15. postoperativer Tag	1
16. postoperativer Tag	1
17. postoperativer Tag	0
18. postoperativer Tag	1
23. postoperativer Tag	1
35. postoperativer Tag	1

Median = 5; unterer Quartilsbereich = 3; oberer Quartilsbereich = 8; $\overline{x}$ = 6,4; s = 5,9.

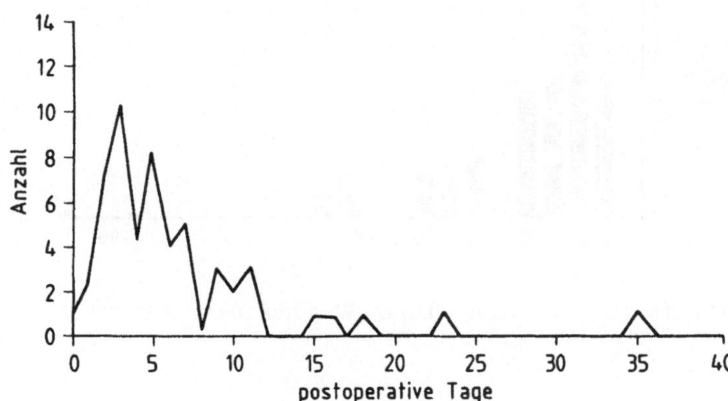

Abb. 17. Zeitraum zwischen der Operation und dem Erkennen der Komplikation Wundrandnekrose (n = 54)

128

Tabelle 123. Komplikationsdauer der Wundrandnekrosen in Tagen (n = 43)

Komplikationsdauer (Tage)	n	Komplikationsdauer (Tage)	n
6	2	31	1
7	1	32	1
9	2	34	1
10	2	35	1
11	1	36	1
12	2	40	1
13	3	41	1
15	1	52	2
16	1	55	1
17	1	62	1
20	2	64	1
23	1	74	1
24	2	77	1
28	3	104	2
30	1	120	1
		219	1

Median = 28; unterer Quartilsbereich = 13; oberer Quartilsbereich = 52; $\bar{x}$ = 38,0; s = 39,3 (Abb. 18).

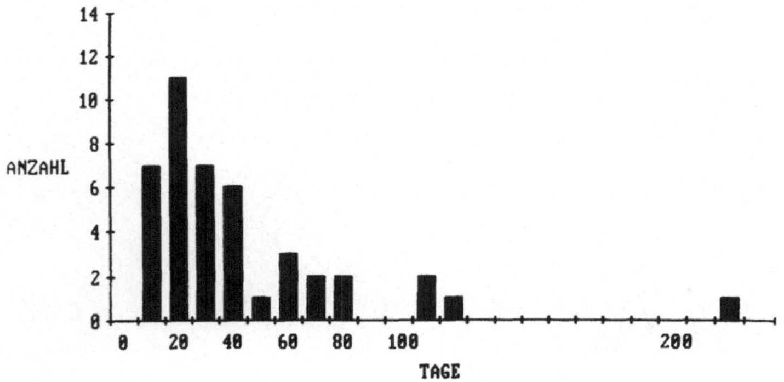

Abb. 18. Dauer der Komplikation Wundrandnekrose (n = 43)

Trotz intensiver konservativer Behandlung der Wundrandnekrosen und z.T. mehrmaliger plastischer Operationen, waren 1/4 der Patienten länger als 60 Tage stationär (Tabelle 124).

Daraus folgt:

1. Vom 1.1.1979 bis 31.12.1983 lag die Frequenz von Wundrandnekrosen bezogen auf alle stationär durchgeführten Eingriffe bei 0,38%.
2. Verletzungen des Unterschenkels, des oberen Sprunggelenks und Fußes sind in der Lokalisation von Wundrandnekrosen bevorzugt.

Tabelle 124. Aufenthaltsdauer der 50 Patienten mit der Komplikation der Wundrandnekrose (2 Patienten hatten 2 stationäre Aufenthalte)

Klinikaufenthaltsdauer (Tage)	Zahl der Patienten	Davon gestorben
0–10	0	
10–15	2	
15–20	3	
20–25	7	
25–30	6	(1)
30–35	3	
35–40	5	
40–45	4	
45–50	4	
50–55	2	
55–60	3	
Über 60	13	

3. 52% der Patienten mit postoperativen Wundrandnekrosen wurden unmittelbar nach Aufnahme und Sicherung der Vitalfunktion operiert. 40% der Patienten wiesen präoperativ Hautkontusionen auf. Ein Alter über 65 Jahre, Adipositas und Wiederholungseingriffe stellen weitere erhebliche Risiken dar.
4. 29% der Patienten mit Wundrandnekrosen entwickelten auch zusätzliche andere Komplikationen.
5. Wie auch bei den Wunddehiszenzen mußte neben den konservativen Behandlungsverfahren in 39% der Fälle ein operativ-plastisches Vorgehen gewählt werden.

3.19 Oberflächlicher Weichteilinfekt

Definitionsgemäß werden hier Frühinfektionen, die oberflächlich die Weichteile betreffen und örtlich begrenzt sind, erfaßt.

Im Untersuchungszeitraum 1.1.1979 bis 31.12.1983 beobachteten wir bei 59 Patienten 60 lokale Infekte postoperativ.

Bezogen auf 14 682 unfallchirurgische Operationen und Eingriffe, die vom 1.1.1979 bis 31.12.1983 stationär durchgeführt wurden, beträgt die Rate oberflächlicher Frühinfektionen 0,41% (Tabelle 125).

Die Geschlechtsverteilung dieser Patientengruppe ist ausgeglichen. Erwartungsgemäß hängt die Komplikation der lokalen Infektion nicht unmittelbar mit der Todesursache der Verstorbenen zusammen, sondern kardiopulmonale Komplikationen (5) und Sepsis (1).

Das Durchschnittsalter beträgt 52 Jahre.

Von der Komplikation der lokalen Infektion sind die Altersstufen nahezu gleichmäßig betroffen (Tabelle 127).

Jeder Patient ist mit 3,1% dieser Risikofaktoren und Zweiterkrankungen belastet. Hervorgehoben werden Alter über 65 Jahre (34%) und mehrfachverletzte Patienten, die alle zunächst postoperativ auf der Intensivstation behandelt wurden (22%). Der Anteil

130

Tabelle 125. Häufigkeitsverteilung oberflächlicher lokaler Infekte 1979—1983
(Patientenzahl = 59)

Jahr	Anzahl der lokalen Infektionen	Komplikationsrate (%)
1979	9	0,31
1980	13	0,46
1981	13	0,46
1982	16	0,52
1983	9	0,30
Zahl der Komplikationen: 60		0,40

Tabelle 126. Geschlechtsverteilung, Mortalität und Sektionsrate der Patienten
mit der Komplikation der lokalen Infektion

Geschlecht:

Männlich	31
Weiblich	28

Patient gestorben:		Sektion
Ja	5	2
Nein	54	
Zahl der Patienten	59	
Mortalitätsquote (%)	8	

Tabelle 127. Altersverteilung der 59 Patienten mit der Komplikation der lokalen oberflächlichen Infektion

Alter (Jahre)	Anzahl der Patienten	Alter (Jahre)	Anzahl der Patienten
10—15	2	55— 60	0
15—20	2	60— 65	5
20—25	5	65— 70	3
25—30	4	70— 75	4
30—35	3	75— 80	2
35—40	6	80— 85	6
40—45	3	85— 90	2
45—50	6	90— 95	1
50—55	4	95—100	1

Median = 47,5; unterer Quartilsbereich = 32,5; oberer Quartilsbereich = 72,5; $\bar{x}$ = 52;
s = 23,0.

Tabelle 128. Aufschlüsselung der Operationen, die bei 59 Patienten mit nachfolgend örtlichen Weichteilinfekten durchgeführt wurden

Art der Operation	n	%
Stabilisierung:		
Wirbelsäule	2	1,35
Humeruskopf	2	0,77
Humerusschaft	1	1,01
Radius	1	
Ulna	1	0,68
Becken	1	2,17
Sub- und pertrochanterer Oberschenkel	5	1,50
Oberschenkelschaft	3	
Distaler Oberschenkel	1	2,11
Patella	1	1,09
Tibiakopf	1	0,72
Tibiaschaft	3	1,14
Oberes Sprunggelenk	2	0,26
Fuß	1	0,95
Davon: Verbundosteosynthesen	2	2,2
Umstellungsosteotomie	1	
Andere Osteotomien	2	1,55
Materialentfernung:		
Pertrochanterer Oberschenkel	1	
Radius	2	
Ulna	1	0,34
Tibiaschaft	2	
Handchirurgische Operationen mit Knochen-, Sehnen- und Nervenversorgung	3	0,54
Endoprothetik:		
Einfache Hüftendoprothese	4	3,80
Totale Hüftgelenkendoprothese	8	1,21
Hüftprothesenwechsel	3	8,33
Arthrotomien und Meniskusoperationen	4	
Kniebandoperationen	1	0,67
Nervenoperationen (Lyse, Naht)	1	0,60
Sehnenoperationen	3	0,88
Weichteiltumoren	2	0,51
Schädeltrepanationen	2	1,85
Laminektomien	1	2,2
Amputationen	1	0,90
Hautplastiken	4	0,96
Spongiosa- und Spanentnahme	1	0,25
Venae sectio	1	0,58
Große stationäre Wundversorgung	5	0,42

132

Tabelle 129. Risikofaktoren und Zweiterkrankungen der 59 Patienten mit oberflächlichen örtlich begrenzten Infekten

	n	%
Alter über 65 Jahre	20	34
Mehrfachverletzte	13	22
Unfallschock	5	8,5
Adipositas	11	18,6
Kachexie	4	6,8
Tumorpatient	7	11,9
Chronischer Alkoholabusus	9	15,3
Hautkontusion	8	13,6
Reeingriff	10	16,9
Notfalleingriff	20	33,9
Offene Fraktur	8	13,6
Fieber	3	5,1
Blutungsneigung	7	11,9
Anämie	5	8,5
Klinisch manifeste kardiopulmonale Risiken	14	23,7
Diabetes mellitus	7	11,9
Hypertonie	7	11,9
Varikosis	4	6,8
Kardiovaskuläre Erkrankung	10	16,9
Kardiopulmonale Erkrankung	2	3,4
Harnweginfekt	4	6,8
Chronische Nierenerkrankung	1	1,7
Chronische Magen-Darm-Erkrankung	2	3,4
Arterielle Verschlußkrankheit	3	5,1
Sonstige	3	5,1

der sofort nach Sicherung der Vitalfunktion Operierten ist hier ebenso wie bei der Wundheilungsstörung der Wundrandnekrose besonders hoch (33,9%). Die kardiopulmonalen Risiken und kardiovaskulären Erkrankungen betreffen erwartungsgemäß die älteren Patienten.

Auch bei Wiederholungseingriffen steigt die Infektgefahr (16,9%). Offene Frakturen lagen in 13,6% vor (Tabelle 129).

Von 60 Operationen wurden 47 in der Kernarbeitszeit zwischen 8.00 und 16.00 Uhr begonnen; 22% der Operationen fielen in die Zeit des nächtlichen Bereitschaftsdienstes (Tabelle 130). In der Verteilung der Operations- und Narkosedauern bestehen keine Auffälligkeiten; 11 Operationen (18%) nahmen länger als 3 h Operationszeit in Anspruch.

Im stationären Verlauf kam es auch bei den Patienten mit der Komplikation des oberflächlichen Infekts zur Ausbildung weiterer Komplikationen (Tabelle 131).

Im Verlauf traten zeitlich vor der lokalen oberflächlichen Infektion auf:

3 akute Nachblutungen,
4 Hämatome,
1 operationstechnische Komplikation,
1 Wunddehiszenz,
3 Wundrandnekrosen.

Tabelle 130. Uhrzeit des Operationsbeginns (n = 60) bei den Operationen mit der nachfolgenden Komplikation der oberflächlichen lokalen Infektion

Uhrzeit	Anzahl	Uhrzeit	Anzahl
0– 1	1	12–13	1
1– 2	0	13–14	1
2– 3	0	14–15	2
3– 4	0	15–16	1
4– 5	0	16–17	0
5– 6	0	17–18	0
6– 7	0	18–19	3
7– 8	1	19–20	3
8– 9	13	20–21	0
9–10	8	21–22	3
10–11	9	22–23	0
11–12	12	23–24	2

Tabelle 131. Zusätzliche Komplikationen bei 38 Patienten mit oberflächlichen Wundinfekten

Sepsis	2
Tiefe Becken-Bein-Venenthrombose	1
Kardiopulmonale Komplikation	7
Postoperative abdominelle Komplikation	1
Nervenläsion (Druckschaden)	2
Akute Nachblutung	3
Hämatom	12
Operationstechnische Komplikation	2
Osteitis	1
Luxation nach Hüftprothesenimplantation	2
Serom	2
Tiefe Infektion	6
Wunddehiszenz	9
Wundrandnekrose	7

Im Verlauf traten zeitlich mit der lokalen Infektion auf:

8 Hämatome,
2 Serome,
1 tiefe Infektion,
7 Wunddehiszenzen,
3 Wundrandnekrosen.

Im Verlauf traten zeitlich nach der lokalen Infektion auf:

2 Hüftgelenkprothesenluxationen,
1 operationstechnische Komplikation,

Tabelle 132. Zeitpunkt des Auftretens (Erkennens) der Komplikation der lokalen Infektion (n = 59) (Abb. 19)

Zeitpunkt (Tage nach der Operation)	n	Zeitpunkt (Tage nach der Operation)	n
0	0	16.	4
1.	0	17.	2
2.	6	18.	1
3.	2	19.	2
4.	0	20.	0
5.	3	21.	0
6.	2	22.	3
7.	1	23.	1
8.	5	26.	1
9.	5	29.	1
10.	1	39.	1
11.	1	42.	1
12.	2	55.	1
13.	5	60.	1
14.	3	64.	1
15.	3		

Median = 13; unterer Quartilsbereich = 8, oberer Quartilsbereich = 17; $\bar{x}$ = 15,1; s = 13,2.

5 tiefe Infektionen,

1 Osteitis,

1 Wunddehiszenz,

1 Wundrandnekrose.

Alle Nachblutungen und Hämatome bestanden vor der lokalen Infektion oder wurden zumindest gleichzeitig beobachtet.

Das Hämatom bildet den Boden für die nachfolgende Infektion. Bei 20% der lokalen Infekte bestand auch ein Hämatom. Hier wird nochmals deutlich, daß das Hämatom frühzeitig operativ ausgeräumt werden sollte. Auch Wundrandnekrosen und Dehiszenzen stellen eine Eintrittspforte für pathogene Keime dar.

Die lokale Infektion steht im zeitlichen Zusammenhang mit der Operation und wurde im Minimum am 2. postoperativen Tag und im Maximum nach 64 Tagen postoperativ diagnostiziert (Tabelle 132, Abb. 19).

Die Zeitdauer der Komplikation der lokalen Infektion blieb bei 9 Patienten über das Entlassungsdatum hinaus bestehen. Eine Patientin starb bei noch bestehender örtlicher Infektion. Die Dauer des oberflächlichen Weichteilinfekts vom Auftreten bis zum Abheilen betrug zwischen 8 und 75 Tagen (Tabelle 133, Abb. 20).

In 20 Fällen (33,3%) nahm die Behandlung länger als 30 Tage in Anspruch; 21 Patienten (35,6%) hatten ausschließlich die Komplikation der lokalen oberflächlichen Wundinfektion.

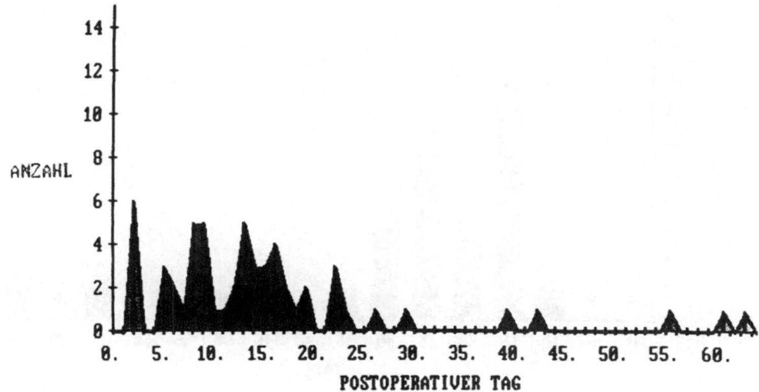

Abb. 19. Zeitraum zwischen Operation und Erkennen der Komplikation der lokalen Infektion (n = 59)

Tabelle 133. Komplikationsdauer in Tagen bei 50 Patienten mit postoperativer oberflächlicher Infektion

Komplikationsdauer (Tage)	Anzahl der Patienten	Komplikationsdauer (Tage)	Anzahl der Patienten
8	1	24	3
9	1	25	3
10	0	26	0
11	1	27	1
12	3	28	0
13	4	29	1
14	2	30	4
15	4	31	0
16	2	32	2
17	0	41	1
18	1	42	2
19	2	53	1
20	2	62	1
21	1	64	1
22	2	71	1
23	2	75	1

Median = 22; unterer Quartilsbereich = 15; oberer Quartilsbereich = 30; $\overline{x}$ = 25,6; s = 15,6.

Neben konservativen Maßnahmen bestand die operative Wundbehandlung in:

6 Wundrevisionen (7mal mit Hauttransplantation),
9 größeren Eingriffen als Weichteilrevisionen,
18 Weichteilrevisionen mit Anlage einer Spül-Saug-Drainage und
einmal mit einer zusätzlichen Hauttransplantation.

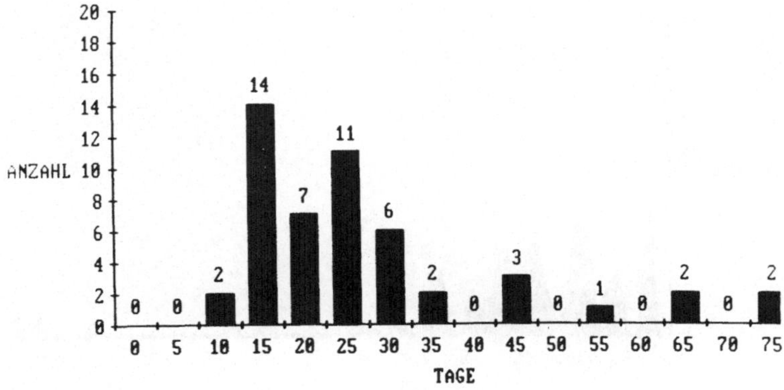

Abb. 20. Dauer der Komplikation der lokalen Wundinfektion (n = 50)

Tabelle 134. Zeitraum zwischen dem Erkennen der Komplikation des oberflächlichen Infekts und dem operativen Vorgehen (n = 34)

Zeitraum (Tage)	n
0	8
1	2
2	3
3	2
4	2
5	2
6	2
7	3
8	4
9	1
10	0
11	0
12	1
13	0
14	2
15	1
18	1

Median = 4,5; unterer Quartilsbereichs = 0,5; oberer Quartilsbereich = 8; $\bar{x}$ = 5,1; s = 4,9.

Insgesamt wurden 34 operative Behandlungen bei 60 oberflächlichen Infekten durchgeführt (56%).

41% der Patienten mit der Komplikation der postoperativen lokalen oberflächlichen Wundinfektion verblieben länger als 60 Tage stationär.

Tabelle 135. Stationäre Aufenthaltsdauer der 59 Patienten mit der Komplikation der postoperativen lokalen oberflächlichen Infektion

Klinikaufenthaltsdauer (Tage)	Zahl der Patienten	Davon gestorben
0–10	0	
10–15	1	
15–20	4	
20–25	4	
25–30	5	
30–35	4	
35–40	2	
40–45	4	
45–50	4	
50–55	4	
55–60	3	
Über 60	24	(1)

Daraus folgt:

1. Vom 1.1.1979 bis 31.12.1983 lag die Frequenz von postoperativen oberflächlichen lokalen Wundinfektionen bezogen auf alle stationär durchgeführten Eingriffe bei 0,41%. Diese niedrige Rate von Frühinfekten ist auch auf das standardisierte Management, wie unter Abschn. 2.4 der Richtlinien beschrieben, zurückzuführen.
2. Bezogen auf die jeweiligen Operationen liegen die oberflächlichen Infektquoten über 1% bei Stabilisierungen der Wirbelsäule (1,35%), des Beckens (2,17%), des sub- und pertrochanteren Oberschenkels (1,50%), des Oberschenkels (2,11%), der Patella (1,09%), des Tibiaschaftes (1,14%); Verbundosteosynthesen wiesen eine lokale Frühinfektrate von 2,2% und Umstellungsosteotomien und andere Osteotomien von 1,55% auf. Höher liegen die Fälle von oberflächlichen Infekten im Gebiet der Endoprothetik: Bei der einfachen Prothese bei 3,80%, der totalen Hüftgelenkendoprothese bei 1,21% und beim totalen Hüftgelenkendoprothesenwechsel bei 8,33%.
Schädeltrepanationen zeigten 1,85% oberflächliche Frühinfekte und Laminektomien 2,20%.
3. 34% der Patienten dieser Gruppe waren älter als 65 Jahre und 22% der Patienten waren Mehrfachverletzte, die zunächst auf der Intensivstation therapiert wurden. 33,9% der Patienten, die postoperativ oberflächliche Frühinfekte entwickelten, wurden als Notfälle nach Sicherung der Vitalfunktion operiert. In 16,9% handelte es sich um Wiederholungseingriffe.
4. Sofern bei dieser Patientengruppe auch die Komplikationen der akuten postoperativen Nachblutung und des Hämatoms bestanden, wurden diese zumindest gleichzeitig oder vor der lokalen Infektion beobachtet.
5. In 33,3% nahm die Wundbehandlung der örtlichen Infektion länger als 30 Tage in Anspruch.
6. 35,6% der Patienten hatten ausschließlich die Komplikation der lokalen Frühinfektion.
7. 56% der Frühinfekte wurden auch operativ behandelt.
8. 15% der lokalen oberflächlichen Infekte blieben über das Entlassungsdatum hinaus bestehen.

3.20 Komplikation: tiefe und ossäre Infektion

Reicht die Infektion über Kutis und Subkutis hinaus bis an das Osteosynthesematerial, bis an den Knochen oder bis an die Prothese bei der Endoprothetik, so handelt es sich um eine *tiefe* Infektion.

Im Untersuchungszeitraum 1.1.1979 bis 31.12.1983 beobachteten wir bei 41 Patienten 45 tiefe Infekte (einschl. ossäre Infekte). Daraus entwickelten sich bei 8 Patienten ossäre Infekte. Damit beträgt die Rate der Osteitisfälle auf 14 682 operative Eingriffe 0,054% (Tabelle 136).

Bezogen auf 14 682 unfallchirurgische Operationen und Eingriffe, die vom 1.1.1979 bis 31.12.1983 durchgeführt wurden, beträgt die Rate tiefer Infektionen 0,31% (Tabelle 136).

Im Gegensatz zu der Komplikation der lokalen oberflächlichen Frühinfektion, wo das Geschlechtsverhältnis ausgeglichen war, sind von der tiefen Infektion nahezu doppelt so viele Männer betroffen (Tabelle 137).

Tabelle 136. Häufigkeitsverteilung tiefe und ossäre Infekte 1979–1983 (Patientenzahl = 41)

Jahr	Fallzahl der tiefen Infekte einschl. ossärer Infekte	Komplikationsrate (%)
1979	4	0,14
1980	16	0,57
1981	13	0,46
1982	9	0,29
1983	3	0,10
Zahl der Komplikationen: 45		0,31

Tabelle 137. Geschlechtsverteilung, Mortalität und Sektionsrate der Patienten mit der Komplikation der tiefen Infektion

Geschlecht:		
Männlich	27	
Weiblich	14	
Patient gestorben:		Sektion
Ja	8	2
Nein	33	
Zahl der Patienten	41	
Mortalitätsquote (%)	20	

Bei der Durchsicht der 8 Todesfälle ergab sich folgendes:

1 Patient starb ohne Komplikation an Herz-Kreislaufversagen im Alter von 87 Jahren.
2 Patienten erlagen ihrem Tumorleiden.

Tabelle 138. Altersverteilung der 41 Patienten mit der Komplikation der tiefen Infektion. (Die Zahlen *in Klammern* geben die Zahl der Patienten mit ossären Infekten an.)

Alter (Jahre)	Anzahl der Patienten	
10−15	1	
15−20	3	
20−25	3	(1)
25−30	1	
30−35	4	(1)
35−40	4	(2)
40−45	6	(2)
45−50	4	(2)
50−55	3	
55−60	1	
60−65	2	
65−70	0	
70−75	2	
75−80	3	
80−85	3	
85−90	1	
90−95	0	

Median = 43; unterer Quartilsbereich = 32,5; oberer Quartilsbereich = 62; $\bar{x}$ = 47; s = 20,7.

2 Patienten starben an der Sepsis, die jedoch nicht durch die Infektion, sondern durch Lungenkomplikationen hervorgerufen wurde.

2 Patienten starben an kardiopulmonalen Komplikationen.

1 Patientin starb an der foudroyant verlaufenden Clostridieninfektion bei erstgradig offener Ellengelenkfraktur.

Das Durchschnittsalter beträgt 47 Jahre (Tabelle 138).

In Tabelle 139 werden die Operationen, die an diesen 41 Patienten vorgenommen wurden, im einzelnen aufgeschlüsselt.

Jeder Patient, der postoperativ eine tiefe Infektion als Komplikation aufwies, war präoperativ mit 3,5% dieser Risikofaktoren und Zweiterkrankungen belastet.

Hervorgehoben werden: Alter über 65 Jahre (26,8%) mit den entsprechenden kardiopulmonalen Risiken, Mehrfachverletzte (31,7%), die alle zunächst auf der Intensivstation behandelt werden mußten. Auch der Anteil der chronisch Alkoholkranken ist in dieser Gruppe mit 21,9% hoch. Präoperative Hautschädigungen durch Kontusion im Operationsgebiet fanden sich bei 19,5%, und in 31,7% lag eine offene Fraktur vor. Sofort nach Sicherung der Vitalfunktionen wurden 39% der Patienten, die später eine tiefe Infektion entwickelten, operiert (Tabelle 140).

Die Uhrzeit des Operationsbeginns kann für 40 Operationen, die nachfolgend durch die Komplikation des tiefen Infekts belastet waren, angegeben werden (Tabelle 141). Protokolle über die Operationen liegen nicht vor bei Patienten, die in supraklavikulärer Plexusanästhesie operiert wurden oder die querschnittgelähmt waren und keiner weiteren Analgesie bedurften.

140

Tabelle 139. Aufschlüsselung der Operationen, die bei 41 Patienten mit der Komplikation der tiefen Infektion durchgeführt wurden

Operationen	n	%
Stabilisierung:		
Wirbelsäule	2	1,35
Humeruskopf	3	1,16
Humerusschaft	1	1,01
Radius	2	
Ulna	2	1,36
Ellengelenk	2	0,83
Becken	1	2,17
Schenkelhals (Epiphysiolyse)	1	
Sub- und pertrochanterer Oberschenkel	5	1,80
Oberschenkelschaft	3	
Distaler Oberschenkel	1	2,10
Patella	2	2,17
Tibiakopf	1	0,79
Tibiaschaft	1	1,14
OSG	1	0,13
Fuß	2	1,90
Davon: Osteotomie	1	0,52
Materialentfernungen	1	0,09
Handchirurgische Operationen an Knochen, Sehnen und Nerven	3	0,54
Endoprothetik:		
Einfache Hüftendoprothese	1	0,95
Totale Hüftendoprothese	2	0,30
Hüftprothesenwechsel	1	2,78
Schlittenprothese	1	0,69
Kniegelenkarthrotomien, Meniskusoperationen, Kniebandoperationen	2	0,27
Spongiosa- und Spanentnahmen	1	0,25
Thoraxdrainagen	2	0,67

Von 40 Operationen wurden 32 (80%) in der Kernarbeitszeit zwischen 8.00 und 16.00 Uhr begonnen; 20% der Operationen mit der Komplikation des tiefen Infekts fielen in die Zeit des nächtlichen Bereitschaftsdienstes; 11 von 40 Operationen (27,5%) nahmen länger als 3 h Operationszeit in Anspruch.

Im stationären Verlauf kam es auch bei den Patienten mit der Komplikation der tiefen Infektion und der ossären Infektion zur Ausbildung weiterer Komplikationen.

13 Patienten (31,7%) hatten als alleinige Komplikation die tiefe Infektion (Tabelle 142). Nur in 13,3% der Fälle ging der tiefen Infektion die oberflächlich örtlich begrenzte voraus und wurde gleichzeitig mit ihr erkannt. Das gleiche ergibt sich für das Hämatom.

Insgesamt traten 19 Komplikationen, wie Hämatom, Serom, oberflächliche Infektion, Wunddehiszenz und Wundrandnekrose und auch operationstechnische Komplikationen, bei 45 tiefen Infekten auf. In 42,2% der Fälle spielt sicherlich das Auftreten all dieser

Tabelle 140. Risikofaktoren und Zweiterkrankungen bei 41 Patienten mit tiefen Infekten

	n	%
Alter über 65 Jahre	11	26,8
Mehrfachverletzte	13	31,7
Unfallschock	14	34,1
Adipositas	8	19,5
Kachexie	1	2,4
Tumorpatient	3	7,3
Chronischer Alkoholabusus	9	21,9
Hautkontusion	8	19,5
Reeingriff	5	12,2
Notfalleingriff	16	39,0
Offene Fraktur	13	31,7
Fieber	1	2,4
Blutungsneigung	1	2,4
Anämie	3	7,3
Klinisch manifeste kardiopulmonale Risiken	11	26,8
Diabetes mellitus	5	12,2
Hypertonie	7	17,1
Varikosis	2	4,9
Kardiovaskuläre Erkrankung	5	12,2
Kardiopulmonale Erkrankung	1	2,4
Harnweginfekt	2	4,9
Chronische Nierenerkrankung	1	2,4
Chronische Magen-Darm-Erkrankung	1	2,4
Arterielle Verschlußkrankheit	1	2,4
Sonstige	1	2,4

Tabelle 141. Uhrzeit des Operationsbeginns bei Patienten mit nachfolgenden tiefen Infekten (n = 40)

Operationsbeginn (Uhrzeit)	Anzahl der Patienten	Operationsbeginn (Uhrzeit)	Anzahl der Patienten
0– 1	2	12–13	3
1– 2	0	13–14	0
2– 3	0	14–15	2
3– 4	0	15–16	0
4– 5	0	16–17	0
5– 6	0	17–18	3
6– 7	0	18–19	1
7– 8	0	19–20	0
8– 9	9	20–21	0
9–10	3	21–22	0
10–11	10	22–23	0
11–12	5	23–24	2

Tabelle 142. Zusätzliche Komplikationen bei 28 Patienten mit tiefen
und ossären Infekten

Komplikation	n
Sepsis	4
Tiefe Becken-Bein-Venenthrombose	1
Kardiopulmonale Komplikation	7
Dekubitus	5
Postoperative abdominelle Komplikation	3
Nervenläsion (Druckschaden)	2
Hämatom	6
Lokale Infektion	6
Operationstechnische Komplikation	3
Osteitis	8
Reluxation	1
Serom	1
Wunddehiszenz	5
Wundrandnekrose	1

Schwierigkeiten auch eine Rolle in bezug auf die schwerwiegende Komplikation der tiefen
Infektion und Osteitis.

Die tiefe Infektion steht im zeitlichen Zusammenhang mit der Operation und wurde im
Minimum am 1. postoperativen Tag und im Maximum nach 63 Tagen diagnostiziert.

Bei 4 der 8 ossären Infekte waren die Verläufe fulminant. Tabelle 143 zeigt den Zeitraum
zwischen Operationsdatum und Erkennen der Komplikation der tiefen Infektion in Tagen
$(n = 45)$.

Tabelle 143. Zeitpunkt des Auftretens (Erkennens) des tiefen Infekts $(n = 45)$

Zeitpunkt des Erkennens (Tage nach der Operation)	n	Zeitpunkt des Erkennens (Tage nach der Operation)	n
1.	1	16.	4
2.	0	17.	4
3.	1	18.	1
4.	2	19.	1
5.	3	20.	1
6.	3	24.	1
7.	3	25.	2
8.	2	27.	1
9.	1	32.	1
10.	2	34.	1
11.	0	43.	1
12.	1	46.	1
13.	3	61.	2
14.	1	63.	1
15.	0		

Median = 14; unterer Quartilsbereich = 7; oberer Quartilsbereich = 24; $\bar{x}$ = 17,9; s = 15,3.

Ebenso wie bei der Komplikation der oberflächlichen Infektion, stellt sich auch der tiefe Infekt in der Regel bis etwa zum 25. postoperativen Tag ein (Tabelle 143).

Die Zeitdauer der Komplikation der tiefen Infektion reichte bei 12 Patienten über das Entlassungsdatum oder Verlegungsdatum hinaus. Über das weitere Schicksal dieser Fälle wäre nur anhand einer Nachuntersuchung zu berichten. Acht Patienten starben, ohne daß die tiefe Infektion behoben werden konnte.

Ziel der Behandlung ist es, durch geeignete Maßnahmen wie Weichteilrevision, Anlage von Spül-Saug-Drainagen und (Teil-)Materialentfernung, Implantatwechsel den Infekt zu beherrschen und eine chronische Osteitis zu verhindern. Neben der lokalen Wundbehandlung wurden bei der tiefen Infektion, im Gegensatz zum oberflächlichen Infekt, in 39 Fällen Antibiotika eingesetzt; 5 Infekte waren so schwerwiegend, daß die Behandlung auf der Intensivstation fortgesetzt wurde.

Als *operative* Behandlung erfolgten:

- 4mal der kleinere Eingriff der Wundrevision,
- 7mal der größere Eingriff der Weichteilrevision,
- 17mal Weichteilrevision, Nekrektomie mit Anlage einer Spül-Saug-Drainage, dabei einmal mit zusätzlicher plastischer Deckung, 2mal mit zusätzlicher Fixateur externe-Anlage, 5mal mit gleichzeitiger Materialentfernung,
- einmal Weichteilrevision, Materialentfernung und Anlage eines Fixateur externe,
- 10mal Weichteilrevision mit Materialentfernung und einmal gleichzeitige Fixateur externe-Anlage,
- 2mal Thorakotomie, einmal mit Resektion einer Rippe,
- einmal Verbundosteosynthese bei Wirbelsäulenmetastase,
- 3mal Amputation (1 Finger bei Infekt nach Dupyutren-Operation, 1 Unterschenkel bei Tibiaschaftfraktur und 1 Oberarm bei Gasbrand nach offener Ellengelenkfraktur).

Bei 45 tiefen Infekten nach unfallchirurgischen Eingriffen wurden auch 54 operative Behandlungen notwendig, im einzelnen erfolgten in zeitlichem Abstand bis zu 3 Operationen, bei Übergang in eine Osteitis noch weitere.

Bei 8 Osteitisfällen waren insgesamt 18 operative, revidierende Eingriffe notwendig, bis zu 4 bei einem Patienten während eines stationären Aufenthalts. Nahezu immer erfolgte neben der Weichteilrevision die Anlage einer Spül-Saug-Drainage.

7mal wurde auch die Material- oder Teilmaterialentfernung durchgeführt; 4mal wurde ein Fixateur externe angelegt; 5mal erfolgte eine Reosteosynthese, davon 2mal als Verbund. In einem Fall bei distaler Unterarmosteitis wurde auch zur Infektbeherrschung eine Omentumplastik veranlaßt. Tabelle 144 gibt einen Überblick über die zeitlichen Abstände zwischen den Revisionsoperationen.

Der Zeitpunkt einer Revisionsoperation ist von der Wundbeschaffenheit abhängig und reicht vom sofortigen Eingreifen bis zu mehrwöchigen Abständen bei gleichzeitig durchgeführter konservativer Therapie (Tabelle 145).

56,5% der tiefen Infekte konnten bis zum Entlassungsdatum als geheilt angesehen werden, die Behandlung nahm zwischen 10 und 105 Tagen in Anspruch (Tabelle 146).

Anders als bei der lokalen oberflächlichen Infektion, bei der in 66,6% der Fälle eine Heilung nach 30 Behandlungstagen gesehen werden konnte, erstreckte sich die Therapie beim tiefen Infekt auf einen längeren Zeitraum.

Tabelle 144. Zeitabstände zwischen den Revisionsoperationen bei diesen 18 Eingriffen (n = 18)

Tage	n	Tage	n
1	2	23	2
3	1	29	1
7	1	33	1
8	2	37	1
12	2	39	1
18	2	131	1

Median = 18; unterer Quartilsbereich = 8; oberer Quartilsbereich = 31; $\bar{x}$ = 23,6; s = 28,5.

Tabelle 145. Zeitraum zwischen dem Erkennen der Komplikation des tiefen Infekts und dem operativen Vorgehen (n = 54)

Tage	n	Tage	n
0	11	12	1
1	5	13	1
2	6	14	0
3	3	15	2
4	1	16	0
5	4	17	0
6	2	18	4
7	4	19	1
8	2	25	1
9	1	35	1
10	2	67	1
11	1		

Median = 5; unterer Quartilsbereich = 0; oberer Quartilsbereich = 18; $\bar{x}$ = 7,6; s = 11,0.

Tabelle 146. Dauer der Komplikation der tiefen Infektion (n = 25) bis zur Ausheilung

Komplikationsdauer (Tage)	n	Komplikationsdauer (Tage)	n
10	2	44	1
14	2	49	2
18	1	51	1
20	1	53	1
22	1	56	1
25	1	58	2
28	1	82	1
29	1	86	2
33	1	87	1
35	1	105	1

Median = 40; unterer Quartilsbereich = 21; oberer Quartilsbereich = 58; $\bar{x}$ = 44,9; s = 26,9.

Tabelle 147. Stationäre Aufenthaltsdauer der 41 Patienten mit der Komplikation der tiefen postoperativen Infektion

Klinikaufenthaltsdauer (Tage)	Zahl der Patienten	Davon gestorben
0–10	0	
10–15	0	
15–20	3	(1)
20–25	2	
25–30	3	(1)
30–35	1	(1)
35–40	1	(1)
40–45	1	(1)
45–50	2	
50–55	0	
55–60	0	
Über 60	28	(3)

68% der Patienten mit tiefem Infekt hatten eine Klinikaufenthaltsdauer von über 2 Monaten (Tabelle 147); 5 der 13 Patienten, die eine kürzere Aufenthaltsdauer hatten, starben.

Die stationäre Klinikaufenthaltsdauer der Patienten mit der Komplikation Osteitis ist besonders lang: einmal 20 Tage, 2mal 2 Monate, 3mal 3 Monate, einmal 4 Monate und einmal 6 Monate.

In den Monaten März bis September mit Maximum im Juli steigt die Frequenz der Infekte (Tabelle 148; Abb. 21).

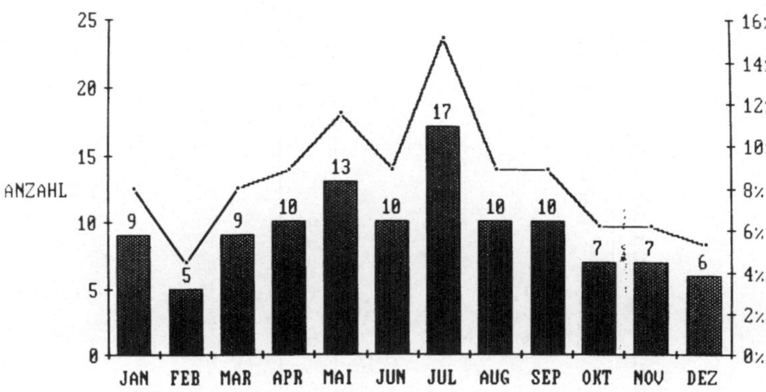

Abb. 21. Jahreszeitliches Auftreten aller Wundinfekte im Zeitraum 1979 bis 1984 (n = 113)

Tabelle 148. Zusammenfassung aller Infekte (n = 113) in bezug auf das *jahreszeitliche* Auftreten (Abb. 21)

Anzahl der Fälle	Januar	Februar	März	April	Mai	Juni	Juli	August	September	Oktober	November	Dezember
Lokale Infektion (n = 60)	5	4	5	6	5	4	9	6	7	4	4	1
Tiefe Infektion (n = 45)	3	1	3	3	8	5	6	3	3	3	2	5
Osteitis (n = 8)	1		1	1		1	2	1			1	
Gesamt	9	5	9	10	13	10	17	10	10	7	7	6

Daraus folgt:

1. Bezogen auf alle im Untersuchungszeitraum durchgeführten Eingriffe beträgt die Rate tiefer und ossärer Infekte 0,31% (Tabelle 136).
2. Männer waren in unserem Krankengut von der Komplikation des tiefen Infekts doppelt so häufig betroffen wie Frauen, von den sich dann daraus entwickelnden 8 ossären Infekten waren 7 Männer und 1 Frau betroffen (Tabelle 137).
3. Die Frequenz tiefer Infekte liegt bei den großen Röhrenknochen der oberen Extremität bei etwa 1% und bei den Operationen des Schenkelhalses, des sub- und pertrochanteren Oberschenkels sowie des Oberschenkelschaftes höher, bis zu 2,1%.
4. 26,8% der Betroffenen waren älter als 65 Jahre. 31,7% waren polytraumatisierte Patienten, die nicht operiert bzw. in 39% nach Sicherung der Kreislauffunktion sofort operiert wurden, prä- und auch postoperativ zunächst auf der Intensivstation verblieben. Hautkontusionen lagen in 19,5% und offene Frakturen in 31,7% vor.
   21,9% dieser Patienten waren chronische Alkoholiker (Tabelle 140).
5. Nur 20% der Operationen mit nachfolgendem tiefen Infekt fielen in die Zeit des nächtlichen Bereitschaftsdienstes (Tabelle 141).
6. Die Operationsdauer lag in 72,5% zwischen 20 min und 3 h; 11 Operationen nahmen länger als 3 h Zeit in Anspruch.
7. In 42,2% der Fälle traten auch Komplikationen wie Hämatom, Serom, oberflächliche örtlich begrenzte Infektion, Wunddehiszenz und Wundrandnekrose sowie operationstechnische Mängel auf, die eine tiefe Infektion begünstigen und den Heilungsverlauf erschweren und verlängern (Tabelle 142).
8. In 82.2% der Fälle stellt sich die tiefe Infektion bis zum 25. postoperativen Tag ein (Tabelle 143).
9. Bei 45 tiefen Infekten wurden 54 operative Eingriffe notwendig. Sowohl die konservative als auch die operative Behandlung ist für alle Beteiligten aufwendig und langwierig.
10. 56,5% der tiefen Infekte konnten bis zum Entlassungsdatum als geheilt angesehen werden.
11. Die Schwierigkeit einer dauerhaften Heilung zeigt sich auch darin, daß von 8 Osteitisfällen nur einer bis zum Entlassungsdatum in ein ruhendes Stadium gebracht wurde.
12. 68% der Patienten mit tiefem Infekt hatten eine Klinikaufenthaltsdauer von über 2 Monaten (Tabelle 147).
13. In über 2/3 der Fälle zeigten die Abstriche Staphylokokken, dann in absteigender Folge Streptokokken, Enterobacter, Pseudomonas, Klebsiella, Proteus, Escherichia coli, grampositive Diplokokken, Korynebakterien, Closteridien.
14. Es fand sich eine jahreszeitliche Abhängigkeit in unserem Krankengut mit einem Maximum in den Sommermonaten.

3.21 Operationstechnische Komplikationen

Bei der Darstellung des Erfassungsprogramms wurde unter Abschn. 2.6 auf die Vielfalt dieser direkt im Operationsablauf entstehenden Mängel eingegangen.

Im Untersuchungszeitraum 1.1.1979 bis 31.12.1983 beobachteten wir bei 28 Patienten 29 operationstechnische Komplikationen (Tabelle 149).

Bezogen auf 14 682 unfallchirurgische Operationen und Eingriffe, die vom 1.1.1979 bis 31.12.1983 durchgeführt wurden, beträgt die Rate operationstechnischer Komplikationen 0,20%. Todesfälle gab es in dieser Komplikationsgruppe nicht (Tabelle 150).

Das Durchschnittsalter beträgt 58 Jahre, mit einem Gipfel bei den 45jährigen und einem weiteren Gipfel bei den 70- bis 80jährigen (Tabelle 151). In Tabelle 152 sind die Operationen, die an diesen 28 Patienten vorgenommen wurden im einzelnen aufgeschlüsselt.

Die Osteosynthesen der oberen Extremität, des Humeruskopfes, -schaftes und Ellengelenks stellen hohe Ansprüche an den Operateur; ungenaue Implantatwahl und Plazierung können zur Dislokation der Fraktur, zum Zusammenbruch der Osteosynthese und zum Ausbrechen von Material führen.

Bei den Operationen des Oberschenkels und des sub- und pertrochanteren Oberschenkels liegt die Rate der Osteosynthesekomplikationen bei 1–1,5%.

Die Osteosynthesekomplikationen gleichen sich, einige Beispiele gelten stellvertretend für die weiteren.

Typisch für diese Komplikationsgruppe sind die Schraubendislokation, die Schraubenlockerung, die durch Wechsel einzelner Schrauben behoben werden. Auch instabile Versorgungen von pertrochanteren Oberschenkelfrakturen zählen hierzu und führen zur Reosteosynthese oder Implantation einer totalen Hüftgelenkendoprothese.

Tabelle 149. Häufigkeitsverteilung der operationstechnischen Komplikationen 1979–1983 (Patientenzahl = 28)

Jahr	Operationstechnische Komplikationen n	Operationsrate, bezogen auf alle durchgeführten Operationen %
1979	6	0,21
1980	4	0,14
1981	2	0,07
1982	6	0,19
1983	11	0,36
Zahl der Komplikationen: 29		0,20

Tabelle 150. Geschlechtsverteilung, Mortalität und Sektionsrate der Patienten mit der Komplikation der operationstechnischen Mängel

Geschlecht:

Männlich	12
Weiblich	16

Tabelle 151. Altersverteilung der 28 Patienten mit operationstechnischen Komplikationen

Alter (Jahre)	Anzahl der Patienten
10–15	1
15–20	1
20–25	2
25–30	0
30–35	0
35–40	2
40–45	3
45–50	2
50–55	1
55–60	1
60–65	2
65–70	1
70–75	4
75–80	4
80–85	2
85–90	2

Median = 62,5; unterer Quartilsbereich = 42; oberer Quartilsbereich = 78; $\bar{x}$ = 57,9; s = 21,9.

Tabelle 152. Aufschlüsselung der Operationen, die bei diesen 28 Patienten mit operationstechnischen Komplikationen durchgeführt wurden

Operationen	n	%
Stabilisierung:		
Wirbelsäule	1	0,68
Humeruskopf	5	1,93
Humerusschaft	2	2,02
Ellengelenk	3	1,25
Sub- und pertrochanterer Oberschenkel	5	1,50
Oberschenkelschaft	1	1,05
Oberschenkel distal	1	
Patella	1	1,09
OSG	1	0,13
Fuß	1	0,95
Davon: Verbundosteosynthesen	1	1,12
Materialentfernung Tibiaschaft	1	0,06
Endoprothetik:		
Einfache Hüftprothese	1	0,95
Totale Hüftendoprothese	4	0,61
Patellagleitlager	1	1,39
Schlittenprothese	1	

150

Bei einer Tibiaschaftfraktur mit ungenügender Kompression erfolgte nach verzögerter Knochenbruchheilung die Reosteosynthese mit dem Fixateur externe.

Bei der Spondylodese C5/6 kam es unter zunehmender Neurologie zur sekundären Ausbildung einer Luxation kaudal der Spondylodese bei mehrsegmentaler Instabilität, was zur Reosteosynthese veranlaßte.

Drei Beispiele aus dem Gebiet der Hüftgelenkendoprothetik werden hier noch genannt:

1. Intra- und zunächst auch postoperativ unbemerkt perforierte die Hüftprothesenspitze den Femur. Diese Komplikation wurde erst durch eine Röntgenkontrolle am 3. postoperativen Tag sichtbar. Therapeutisch erfolgte die Reoperation mit Absägen der Prothesenspitze mit Hilfe der Trennscheibe und Anlegen eines kortikospongiösen Spanes.
2. In einem weiteren Fall mußte intraoperativ ein Hüftprothesenschaftwechsel vorgenommen werden, da eine 38 mm durchmessende Pfanne implantiert worden war, dann aber eine 33 mm messende Kopfprothese angereicht und implantiert wurde. Beim Wechsel der Schaftprothese kam es dann noch zum Femurschaftbruch.
3. Einmal mußte ein intraoperativer Pfannenwechsel bei zu flach implantierter Pfanne vorgenommen werden. Auf dieses Problem wurde bereits bei der Komplikation der Prothesenluxationen eingegangen.

Jeder Patient, bei dem postoperativ eine Osteosynthesekomplikation festgestellt wurde, war bei der stationären Aufnahme bei 3,0 dieser Risikofaktoren und Zweiterkrankungen belastet.

Tabelle 153. Risikofaktoren und Zweiterkrankungen bei 28 Patienten mit operationstechnischen Komplikationen

Alter über 65 Jahre	14
Mehrfachverletzte	6
Unfallschock	3
Adipositas	7
Kachexie	1
Tumorpatient	1
Osteoporose	7
Chronischer Alkoholabusus	2
Reeingriff	2
Notfalleingriff	10
Offene Fraktur	3
Blutungsneigung	1
Klinisch manifeste kardiopulmonale Risiken	8
Diabetes mellitus	4
Hypertonie	3
Varikosis	2
Kardiovaskuläre Erkrankung	5
Harnweginfekt	2
Chronische Nierenerkrankung	1
Arterielle Verschlußkrankheit	1
Sonstige	1

Hervorzuheben ist, daß die Hälfte dieser 28 Patienten älter als 65 Jahre war, auch mit den entsprechenden internistischen kardiovaskulären Risiken und mit im Krankenblatt dokumentierter Osteoporose, was das Auslockern von Osteosynthesematerial begünstigt.

Bei gut 1/3 der Patienten dieser Gruppe mußte unmittelbar nach Sicherung der Vitalfunktionen operiert werden (Tabelle 153).

Fünf von 29 Operationen wurden während des nächtlichen Bereitschaftsdienstes durchgeführt; 7 Operationen nahmen eine Operationszeit von über 3 h in Anspruch.

16 von 28 Patienten hatten außer der Osteosynthesekomplikation keine zusätzliche Komplikation.

Die 29 operationstechnischen Komplikationen wurden behandelt:

14 mal durch Reosteosynthese,
3mal durch Verbundosteosynthese,
2mal durch Hüftprothesenpfannenwechsel,
einmal durch Hüftprothesenschaftwechsel,
einmal durch Absägen eines perforierten Hüftprothesenstieles und Spongiosaspananlage,
einmal durch Patellagleitlagerwechsel,
einmal durch Umsteigen von einer Pohl-Laschenschraube auf eine totale Hüftendoprothese,
3mal durch Materialentfernung,
3mal konservativ durch Gipsruhigstellung bzw. funktionelle Behandlung.

26 von 29 operationstechnischen bzw. Osteosynthesekomplikationen wurden operativ korrigiert. In 3 Fällen kam es auch nach dem Zweiteingriff zu einem erneuten Zusammenbruch der Osteosynthese, zur Refraktur, was bei 2 Patienten einen nochmaligen operativen Eingriff zur Folge hatte.

In den 3 Fällen, die konservativ behandelt wurden, verblieb die Komplikation bis zum Entlassungsdatum. In allen anderen Fällen konnte die Komplikation durch den Wiederholungseingriff behoben und Ausheilung erreicht werden.

Von 29 operationstechnischen Komplikationen wurden 6 bereits am Operationstag sichtbar und in den weiteren Fällen traten diese erst bei späteren Röntgenkontrollen und durch verzögerten Heilungsverlauf zutage (Tabelle 155).

Tabelle 154. 12 Patienten mit Osteosynthesekomplikationen, bei denen während des stationären Aufenthalts weitere Komplikationen auftraten

Tiefe Becken-Bein-Venenthrombose	1
Kardiopulmonale Komplikation	2
Dekubitus	1
Hämatom	3
Lokale Infektion	3
Refraktur	3
Reluxation	3
Serom	1
Tiefe Infektion	3
Wunddehiszenz	2

152

Tabelle 155. Zeitraum zwischen Operationsdatum und dem Erkennen der Osteosynthesekomplikation in Tagen (n = 29)

Tage	n
0	6
3	1
4	1
6	1
7	1
10	4
11	1
12	1
13	2
14	1
15	1
18	1
19	1
20	2
25	1
27	1
45	1
56	1
71	1

Median = 10,5; unterer Quartilsbereich = 3; oberer Quartilsbereich = 20; $\bar{x}$ = 15,4; s = 17,2.

17 von 26 Revisionsoperationen wurden in den ersten 3 Tagen nach dem Erkennen der Osteosynthesekomplikation durchgeführt, bei den Operationen zum späteren Zeitpunkt lag z. T. ein konservativer Therapieversuch vor (Tabelle 156; Abb. 22).

Daraus folgt:

1. Bezogen auf alle im Untersuchungszeitraum durchgeführten Eingriffe liegt die Rate operationstechnischer und Osteosynthesekomplikationen bei 0,12%.
2. Todesfälle gab es in dieser Komplikationsgruppe nicht.
3. Die Komplikationsrate von Osteosynthesen der oberen Extremität liegt zwischen 1,25 und 2,02%.
4. Bei Operationen des Oberschenkels und des sub- und pertrochanteren Oberschenkels liegt die Rate technischer Komplikationen zwischen 1 und 1,5%.
5. Die Hälfte der Patienten dieser Gruppe hatte ein Alter über 65 Jahre, mit den entsprechenden kardiovaskulären Vorschäden.
6. 26 von 29 operationstechnischen bzw. Osteosynthesekomplikationen wurden operativ korrigiert und hierdurch endgültig behoben.

Als Beispiel operationstechnischer Komplikationen werden nachfolgend das Bild der Versorgung einer offenen Ellengelenkfraktur mit einer Drittelrohrplatte und Auslockerung von Schrauben sowie Zusammenbruch der Osteosynthese und Reosteosynthese und des Auswanderns einer Pohl-Laschenschraube mit Perforation durch das Hüftgelenk gezeigt (Abb. 23a–h).

Tabelle 156. Zeitraum zwischen dem Erkennen der operationstechnischen Komplikation und der operativen Revision (n = 26) (Abb. 22)

Tage	n
0	8
1	4
2	2
3	3
4	1
7	1
8	1
9	2
21	1
22	1
24	1
108	1

Median = 1,5; unterer Quartilsbereich = 0; oberer Quartilsbereich = 8,5; $\bar{x}$ = 8,8; s = 21.

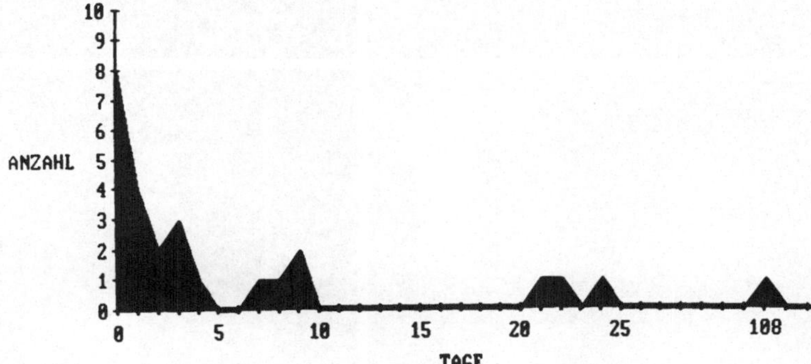

Abb. 22. Zeitraum zwischen Erkennen und operativer Revision der Osteosynthesekomplikation (n = 29)

Tabelle 157. Stationäre Aufenthalsdauer der Patienten mit operationstechnischen Komplikationen (n = 28)

Klinikaufenthaltsdauer (Tage)	Zahl der Patienten (n)
20–25	1
25–30	3
30–35	1
35–40	4
40–45	4
45–50	2
50–55	4
55–60	1
Über 60	8

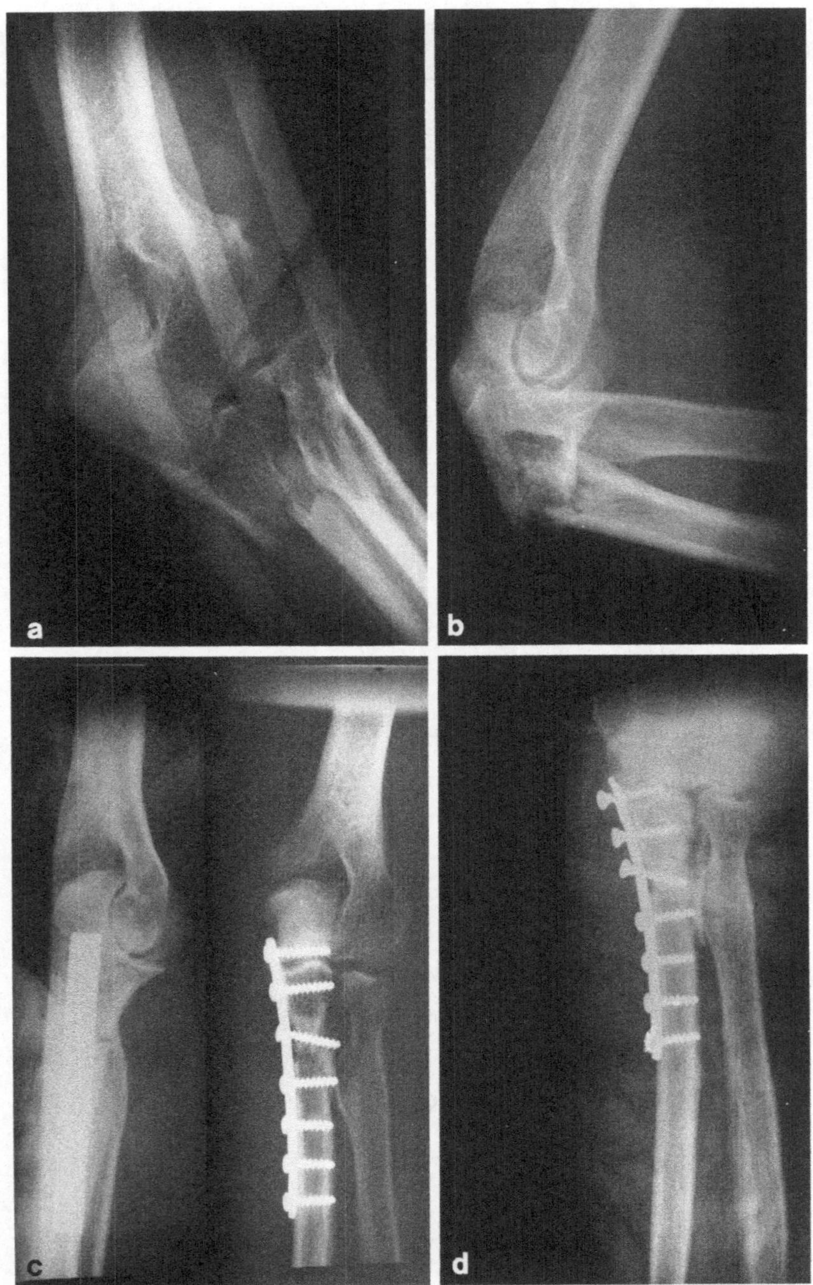

Abb. 23a—d

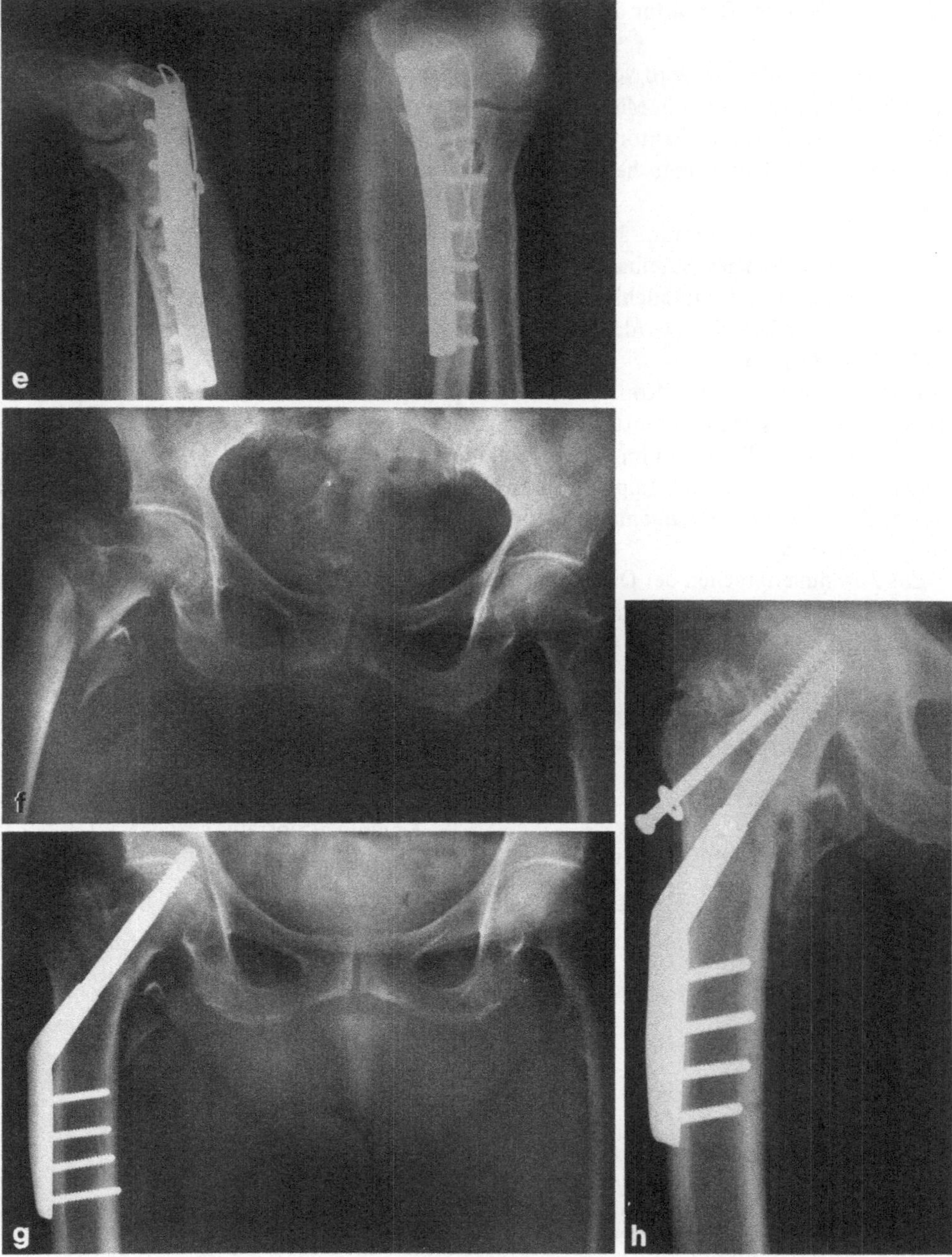

Abb. 23a–h. Technische Komplikation "falsche Implantatwahl" bei einer proximalen Ulnafraktur. Primär wurde eine Drittelrohrplatte verwendet. Lockerung der Schrauben in der Drittelrohrplatte, Reosteosynthese mit Unterschenkelplatte und Zuggurtung (a–e). Technische Komplikation "Perforation der Trägerschraube" bei pertrochanterer Oberschenkelfraktur und Versorgung mit einer Pohl-Laschenschraube (f, g). Zustand nach Reosteosynthese, Belastung und knöcherner Durchbauung (h)

156

3.22 Komplikation: Refraktur durch Fehlbelastung

Diese Frühkomplikation wird von den operationstechnischen Komplikationen abgetrennt, weil hier die Ursache nicht in Mängeln der Durchführung durch den Operateur zu suchen ist oder weil begünstigende Faktoren wie Osteoporose etc. vorliegen, sondern weil das Fehlverhalten des Patienten entscheidend zum Zusammenbruch der Osteosynthese beitragen kann.

Im Untersuchungszeitraum 1.1.1979 bis 31.12.1983 beobachteten wir bei 8 Patienten ein solches vollständiges Auseinanderbrechen von Osteosynthesen.

Bezogen auf 14 682 unfallchirurgische Operationen und Eingriffe, die vom 1.1.1979 bis 31.12.1983 durchgeführt wurden, beträgt die Rate von Osteosynthesezusammenbrüchen 0,05% (Tabelle 158).

Todesfälle gab es in der Komplikationsgruppe der Osteosynthesezusammenbrüche nicht (Tabelle 159). Das Durchschnittsalter beträgt 66 Jahre. In Tabelle 161 werden die Operationen bei diesen 8 Patienten im einzelnen aufgeschlüsselt.

Bei einer Patientin nach Implantation einer einfachen Prothese kam es nach Belastung zum Ausbrechen eines Fragments aus dem proximalen Oberschenkelschaft. Die Behandlung erfolgte konservativ.

Ein Zusammenbrechen der Osteosynthesen kam zustande entweder durch Fehlbelastung aufgrund von zerebraler Insuffizienz, hohem Alter, Zerebralsklerose, Alkoholabusus, Durchgangssyndrom oder auch Sturz aus dem Bett. Drei der Patienten waren in ihrem Verhalten

Tabelle 158. Häufigkeitsverteilung der Komplikation Refraktur 1979–1983 (Patientenzahl = 8)

Jahr	Zahl der Refrakturen	Komplikationsrate, bezogen auf alle durchgeführten Operationen (%)
1979	1	0,04
1980	2	0,07
1981	0	0
1982	0	0
1983	5	0,16
Zahl der Komplikationen: 8		0,05

Tabelle 159. Geschlechtsverteilung, Mortalität und Sektionsrate der Patienten mit der Komplikation Refraktur

Geschlecht:	
Männlich	3
Weiblich	5
Zahl der Patienten	8
Mortalitätsquote (%)	0

Tabelle 160. Altersverteilung der 8 Patienten mit Refrakturen

Alter (Jahre)	Anzahl der Patienten
40–45	1
45–50	0
50–55	1
55–60	1
60–65	1
65–70	0
70–75	1
75–80	2
80–85	0
85–90	1

Median = 62,5; unterer Quartilsbereich = 52,5; oberer Quartilsbereich = 72,5; $\bar{x}$ = 66,3; s = 14,1.

Tabelle 161. Aufschlüsselung der Operationen, die bei diesen 8 Patienten mit Refrakturen durchgeführt wurden

Operationsart	n	%
Stabilisierung:		
Humeruskopf	2	0,77
Ellengelenk	1	0,42
Distaler Oberschenkel	1	0,53
Tibiaschaft	1	0,83
Pilon tibiale	1	1,69
Davon: Verbundosteosynthese	2	2,24
Endoprothetik:		
Einfache Prothese	1	0,95
Totale Hüftgelenkendoprothese	1	0,15

nicht kooperativ. Bei 2 dieser Patienten kam wegen dieser mangelnden Mitarbeit auch keine operative Revision und Reosteosynthese in Frage.

Die übrigen Patienten wurden erneut operiert:

2mal Reosteosynthese,
2mal Verbundosteosynthese, einmal am Unterschenkel Reosteosynthese mit Spongiosaanlagerung und Anlage eines Fixateur externe.

Drei Risikofaktoren und Zweiterkrankungen entfallen auf jeden dieser Patienten (Tabelle 162). Im stationären Verlauf kam es auch in dieser Patientengruppe zur Ausbildung weiterer Komplikationen (Tabelle 163).

Tabelle 162. Risikofaktoren und Zweiterkrankungen bei 8 Patienten mit der Komplikation Refraktur

Alter über 65 Jahre	4
Mehrfachverletzung	2
Adipositas	3
Tumorpatient	1
Chronischer Alkoholabusus	1
Notfalleingriff	3
Klinisch manifeste kardiopulmonale Risiken	3
Hypertonie	1
Varikosis	2
Kardiovaskuläre Erkrankung	2

Tabelle 163. Zusätzliche Komplikationen bei Patienten mit Osteosynthesezusammenbruch

Komplikation	n
Tiefe Becken-Bein-Venenthrombose	1
Kardiopulmonale Komplikation	1
Operationstechnische Komplikation	3
Serom	1

Bei 3 der 8 Patienten ließ sich die Komplikation der Refraktur bzw. des Osteosynthesezusammenbruchs nicht bis zum Entlassungsdatum beheben.

Die stationäre Aufenthaltsdauer betrug zwischen 29 und 53 Tagen, 2 Patienten verblieben länger als 60 Tage.

Daraus folgt:

1. Bezogen auf alle durchgeführten Operationen vom 1.1.1979 bis 31.12.1983 ist die Komplikation Refraktur (Osteosynthesezusammenbruch) selten.
2. Entscheidend ist das mangelnde Kooperationsverhalten des Patienten, das zur vorzeitigen Fehlbelastung einer übungsstabilen Osteosynthese führt.

3.23 Komplikation: Sehnenruptur

Auf die Komplikation der Sehnenruptur nach Sehnennaht wird hier nur kurz eingegangen, da im Untersuchungszeitraum lediglich 2 derartige Fälle zu verzeichnen waren.

Bezogen auf 14 682 unfallchirurgische Operationen und Eingriffe, die vom 1.1.1979 bis 31.12.1983 durchgeführt wurden, beträgt die Rate der Sehnenruptur noch während des stationären Aufenthalts 0,01% (Tabelle 164).

Bei einem Patienten handelte es sich um eine Schnittverletzung mit Durchtrennung beider Beugesehnen des 2. Fingers.

Tabelle 164. Häufigkeit der Komplikation Sehnenruptur 1979–1983 (Patientenzahl = 2)

Jahr	Anzahl der Komplikationen	Komplikationsrate, bezogen auf alle durchgeführten Operationen (%)
1981	1	0,04
1983	1	0,03
Zahl der Komplikationen: 2		0,01

Bei einer Patientin kam es nach Implantation einer totalen Kniegelenendoprothese mit Patellektomie und Umkehrplastik nach einem Sturz aus dem Bett zur Patellasehnenruptur, die die sekundäre Sehnennaht notwendig machte.

Bei dieser Komplikation handelt es sich eher um eine Spätkomplikation, da in der Regel eine Sehnenruptur nach 4–6 Wochen postoperativ erfolgt, wenn der Patient bereits in der ambulanten Nachbehandlung ist. Dieses erklärt die niedrige Komplikationsrate.

4 Diskussion

Die Beurteilung der Qualität ärztlicher Tätigkeit in der Unfallchirurgie kann sich auf viele Bereiche erstrecken. Eine zentrale Bedeutung hat die Kontrolle und Analyse der aufgetretenen Komplikationen. Sie gibt uns weitgehend unabhängig von der Effizienz einzelner operativer Verfahren Hinweise auf apparative und organisatorische Schwachstellen. Dadurch können bei laufender Registrierung und Auswertung der eingetretenen Komplikationen Gegenmaßnahmen und Verbesserungen ohne wesentliche zeitliche Verzögerung veranlaßt werden.

Die vorliegende Arbeit ist eine retrospektive Betrachtung und eine kritische Beurteilung des eigenen Handelns über einen Zeitraum von 5 Jahren. Unabhängig von dieser Arbeit hat die laufende Komplikationsanalyse dazu geführt, daß bei Häufungen von Komplikationen eine sofortige Suche nach den Ursachen veranlaßt worden ist. Daraus haben sich immer auch konkrete Gegenmaßnahmen ergeben.

Beispielsweise mußten wir während eines Monats das Auftreten von 4 Infektionen beobachten. Die Ursachenanalyse ergab das Vorliegen eines Defekts in der Klimaanlage mit Keimbesiedelung der sog. Wäscherwanne.

Unabhängig von der jetzt vorliegenden Arbeit wird dieses System der Komplikationserfassung und -analyse im klinischen Betrieb weitergeführt. Dabei ist geplant, in Fünf-Jahres-Abschnitten ähnliche Komplikationsanalysen durchzuführen. Der 2. Abschnitt wird Ende 1988 beendet sein. Das dann vorliegende Zahlenmaterial wird sicherlich zu einer weiteren Differenzierung der jetzt gemachten Aussagen führen können. Es wird dadruch möglich sein, langfristige Verbesserungen oder Verschlechterungen zu erfassen und zu bewerten.

Vergleichende Arbeiten gibt es auf diesem Gebiet bisher nur sehr wenige. Es war deshalb ein besonderes Anliegen, durch eine ausführliche computergestützte Analyse der Komplikationen in einem großen Krankengut und über einen entsprechend langen Zeitraum Vergleichsmöglichkeiten zu schaffen. Ähnliche Arbeiten aus anderen Kliniken werden von uns erwünscht, um neben der klinikinternen Analyse auch eine kritische Beurteilung im Vergleich mit anderen Abteilungen zu ermöglichen.

Im folgenden werden die einzelnen Kapitel der Komplikationen diskutiert.

4.1 Komplikation: Sepsis

Inzidenz

Die Sepsisfrequenz wird für die einzelnen Fachdisziplinen in der Literatur unterschiedlich angegeben. In den medizinischen Kliniken ist die Sepsishäufigkeit als nosokomiale Infektion am höchsten: 59/1000 (Lode et al. 1983; Daschner 1981a, b).

Auf der chirurgischen Intensivstation der Universitätsklinik Ulm fand sich in 30% eine Sepsis (Spilker et al. 1976). Im Kantonsspital Zürich wird sie bei Schwerstverletzten mit 4% angegeben (Lerf u. Glinz 1977).

In der Unfallchirurgischen Klinik des Allgemeinen Krankenhauses St. Georg Hamburg liegt die Sepsisrate mit 0,12% bezogen auf 14682 operative Eingriffe gleichbleibend niedrig. Insgesamt betrafen 20 Patienten Multiorganversagen und Sepsis.

Diese im Vergleich sehr geringe Sepsisrate erklärt sich dadurch, daß wir bei der Definition der Sepsis Zustände wie Pneumonien, Urogenitalinfektionen etc., welche zu einem septischen Zustand führen können, nur dann berücksichtigt haben, wenn sie zu einem schweren, längere Zeit bestehenden septischen Bild des Patienten führten.

Alters- und Geschlechtsverteilung

Entgegen anderen Studien (Haley et al. 1981; Michel u. Priem 1981; Lode et al. 1983) werden in unserem Krankengut nicht nur ältere Patienten betroffen, sondern bedingt durch die Behandlung Schwerstverletzter und Mehrfachverletzter auch jüngere Patienten bei deutlicher Dominanz der Männer (70%).

Letalität

Die Sepsis ist auch bei großer intensivmedizinischer Leistungsfähigkeit und bei Einsatz moderner Antibiotika eine lebensbedrohliche Erkrankung.

Da die Angaben einzelner Autoren nicht einheitlich sind und auch Struktur der Klinik und Patientengut differieren, sind die Aussagen wenig vergleichbar. Die Mortalität liegt zwischen 19 und 50% (Lode et al. 1983; Lerf u. Glinz 1977; Dupuis u. Glauser 1982; Siegenthaler et al. 1972). Recht einheitlich wird in der Literatur die Letalität des septischen Schocks mit 70–80% angegeben (Spilker et al. 1976; Lerf u. Glinz 1977; Lasch 1979).

Die eigene Studie zeigt, daß 14 der 20 Sepsispatienten starben (70%). Die verhältnismäßig hohe Letalität erklärt sich durch die Nichtunterscheidung zwischen Sepsis und septischem Schock in unserer Untersuchung, die begründet wird

1. durch die Schwierigkeit einer genauen Abgrenzung bei multimorbiden, intubierten Patienten mit einer durchschnittlichen Anzahl von 3,85 Risikofaktoren und Zweiterkrankungen;
2. durch die niedrige Fallzahl, die keine weitere Unterscheidung sinnvoll erscheinen läßt.

Wenn die Fallzahl auch gering ist, so kann man doch sagen, daß die Komplikation septischer Schock bevorzugt bei Patienten auftrat, bei denen Operationen des Beckens und des Oberschenkels vorgenommen wurden, wie auch bei Patienten mit schweren stumpfen Bauchtraumen und intraabdominellen Verletzungen sowie bei der Kombination Mehrfachverletzung und Diabetes. So waren nahezu 2/3 aller Patienten, die an einer Sepsis erkrankten, polytraumatisiert.

4.2 Komplikationen: Lungenembolie und tiefe Becken-Bein-Venenthrombose

Zur Vermeidung und Verminderung der tiefen Becken-Bein-Venenthrombosen, der Lungenembolien, der tödlichen Lungenembolien und des postthrombotischen Syndroms wird das Low-dose-Heparin eingesetzt (Kakkar et al. 1972, 1981; Negus et al. 1980).

Das Schrifttum beschäftigt sich mit der Frage der Zugabe von Dihydroergotamin (DHE), das vorwiegend die Venen tonisiert (Mellander u. Nordenfelt 1970).

Die Beschleunigung des venösen Rückstroms gilt als wirksame Bekämpfung der venösen Stase (Mühe et al. 1975, Rickert u. Pauschinger 1967; Kakkar et al. 1981; Raberger et al. 1981).

Gewarnt wird vor der Komplikation des Ergotismus (Echterhoff et al. 1981; Rummel 1982; Van den Berg et al. 1982; Kakkar 1982).

Die Veröffentlichung von Kuster u. Gruber (1984) analysiert 57 Arbeiten über die Verhinderung thromboembolischer Komplikationen. Festgestellt wird, daß vergleichende Arbeiten aus dem Gebiet der Notfallchirurgie, der Traumatologie und des Bewegungsapparates nicht vorliegen. Gerade aus diesem Bereich fehlen Untersuchungen für Heparin allein.

Eine weitere Arbeit von Immich u. Sonnemann (1984) analysiert 11 kontrollierte klinische Studien, um der Frage nachzugehen: Ist HDHE (Heparindihydergot) überlegen gegenüber Heparin allein? Hier ergibt sich, daß HDHE 10 (2 · 5000 IE + 0,5 mg DHE) in der Wirksamkeit gemessen an der Inzidenz der tiefen Venenthrombosen gegenüber H 15 (3 · 15000 IE Heparin) und H 10 (2 · 5000 IE Heparin) überlegen ist.

Zu den Gefahren der Thromboembolie liegen Angaben in bezug auf den Bewegungsapparat aus der Region Hüftgelenk (Ersatz) vor. Sie reichen von "geradezu irrelevant" (Weigert et al. 1971), 8,5% (Bergquist et al. 1980), 3,7% (Morris u. Hardy 1981) bis zum Thromboserisiko von 40–80% (Weber et al. 1984). Die Zahlen über Lungenembolie und tödliche Lungenembolien sind spärlich; in der Allgemeinchirurgie beträgt die Häufigkeit 0,33% aller Operationen (Kohn et al. 1974).

Polterauer et al. (1978) haben 95 tödliche Lungenembolien aus der Traumatologie von stationären Patienten 1962 bis 1973 analysiert. 71,5% waren über 70 Jahre, 1/3 mehr als 80 Jahre alt. Als Risikofaktoren fanden sich auch in Übereinstimmung mit unseren Ergebnissen das hohe Alter, kardiopulmonale und vaskuläre Risiken und die diabetische Stoffwechsellage. Auch waren die hüftgelenknahen Oberschenkelfrakturen mit 56,6% am häufigsten vertreten.

Im Sektionsgut stellt die Lungenembolie sogar mit 16% aller postoperativen Sterbefälle die Ursache dar (Jansen 1972).

Unter einer konsequenten Prophylaxe mit H 15 (3 · 5000 IE Heparin) beobachteten wir im Zeitraum 1.1.1979 bis 31.12.1983 bezogen auf 14 682 unfallchirurgische und rekonstruktive Eingriffe am Bewegungspparat eine klinisch sich manifestierende Lungenemboliefrequenz von 0,28%. Die Thrombosefrequenz beträgt 0,14%. Studien, die vergleichbare Kollektive bilden und verschiedene Dosierungen Heparin allein und mit Diergotaminzusätzen geben und Thrombosen aufspüren, indem bei jedem Patienten der Radiofibriongentest durchgeführt wird, kommen erwartungsgemäß auf höhere Thromboseraten (8,7%, Buttermann et al. 1981).

Vergleichbar mit den Untersuchungen von Kohn et al. (1974) stimmen die Risikofaktoren Lebensalter über 65 Jahre, kardiopulmonale und kardiovaskuläre Erkrankungen, Adipositas mit Überwiegen des weiblichen Geschlechts überein.

Auf Thromboseraten bei Patienten unter 40 Jahren wird in der Literatur nicht eingegangen. In unserer Untersuchung waren hiervon Patienten mit Operationen am Kniegelenk betroffen. Da diese Operationen in der Regel in Blutsperre vorgenommen werden und es temporär zur venösen Stase kommt, muß die Überlegung angeschlossen werden, ob hierdurch eine Prädisposition vorliegt.

Weitergehend stellt sich die Frage der Einführung des Radiofibrinogentests (Jung et al. 1975) als gegenüber der Phlebographie weniger invasivem Diagnosemittel zur frühen Sicherung einer tiefen Becken-Bein-Venenthrombose. Unser therapeutisches Vorgehen besteht in hochdosierter Heparingabe (30000—40000 IE Heparin in 24 h).

Im Fünfjahreszeitraum wurde 2mal ein Kavaschirm eingesetzt (Mobin-Udin et al. 1969) und nur einmal eine Streptasetherapie durchgeführt (Rahmer et al. 1975; Borst u. Wolf 1976; Rösch et al. 1976; Schmutzler 1976; Trübestein et al. 1978; Bartels 1979; Theis et al. 1980; Tilsner 1980; Müller u. Trübestein 1982).

Zum Therapiekonzept kam die Thrombektomie bei jüngeren Patienten mit Oberschenkel- und Beckenvenenthrombosen zur Verhütung der Lungenembolie und des postthrombotischen Syndroms hinzu (Nachbur 1970; Fontaine u. Tuchmann 1964; Denck 1986).

Abschließend kann aufgrund der Ergebnisse des eigenen Krankengutes festgestellt werden, daß Eingriffe des Beckens und der unteren Extremität in Kombination mit den Risikofaktoren des Lebensalters über 65 Jahre, kardiopulmonalen und kardiovaskulären Erkrankungen, Adipositas und Überwiegen des weiblichen Geschlechts mit einer deutlich erhöhten Gefahr der thromboembolischen Komplikation "Lungenembolie" kombiniert sind. Bei diesen Patienten sollte schon präoperativ das erhöhte Risiko ins Therapiekonzept einbezogen werden. Adäquate Gegenmaßnahmen wären hier beispielsweise eine postoperative permanente Heparininfusionstherapie sowie bei der Subkutangabe eine Erhöhung der Dosis unter laufender Kontrolle des Gerinnungsstatus neben einer forcierten physikalischen Therapie.

4.3 Kardiopulmonale Komplikationen, abdominelle Komplikationen

Bei der Zusammenstellung von Frühkomplikationen nach Eingriffen am Bewegungsapparat beschränkten sich Rüter et al. (1981) und Gerngroß et al. (1983) in vergleichbaren Arbeiten auf *lokale* Frühkomplikationen.

Gerade aber die Auflistung der bestehenden Risikofaktoren, Zweiterkrankungen und zusätzlichen Komplikationen machen das multifaktorielle Geschehen deutlich.

Das wird besonders durch die Tatsache bestätigt, daß bei 66 Patienten mit kardiopulmonalen Komplikationen präoperativ insgesamt 275 Risikofaktoren und Zweiterkrankungen nachzuweisen waren. Pro Patient ergab sich also ein statistisches Mittel von 4,16 Risikofaktoren, ein weit über dem Durchschnitt liegender Wert. Als Risikofaktoren der kardiopulmonalen Komplikation stehen insbesondere das Alter über 65 Jahre, die schon vorbestehende manifeste kardiopulmonale Erkrankung, aber auch Mehrfachverletzung und Notfalleingriff im Vordergrund. Gerade bei dieser Gruppe ist das Ineinandergreifen verschiedener Komplikationen charakteristisch. Patienten mit kardiopulmonalen Vorerkrankungen müssen daher im Hinblick auf zu erwartende Komplikationen mit besonders großer Sorgfalt therapeutisch versorgt werden.

164

Von den 402 in unserer Studie aufgenommenen Patienten sind

5,0% von der Sepsis,
10,2% von der Lungenembolie,
5,2% von tiefer Becken-Bein-Venenthrombose,
16,4% von kardiopulmonalen Komplikationen,
2,9% von postoperativen abdominellen Komplikationen betroffen.

Die Gruppe mit den postoperativen abdominellen Komplikationen ist somit relativ gering; sie beinhaltet insgesamt 12 Patienten. Dabei sind insbesondere polytraumatisierte Patienten sowie Patienten höheren Lebensalters nach Operationen des Hüftgelenks und des hüftgelenknahen Bereichs betroffen. Trotz einer jeweils adäquaten Prophylaxe kam es bei den meisten Patienten zur Ausbildung eines Ulkus.

Von Fletcher u. Horkins (1954) wurde erstmals eine Arbeit über das peptische Ulkus nach Streß und Trauma als Komplikation der Allgemeinchirurgie vorgelegt, in der 42 Autopsiefälle analysiert werden.

Diese Folgen erschweren den Krankheitsverlauf erheblich und können unserer Meinung nach nicht unbeachtet bleiben.

Über die Art, Häufigkeit und Bedeutung der Komplikationen in einem orthopädisch-traumatologischen Krankengut berichtet Birrer (1977): Die erwähnten allgemeinmedizinisch-anästhesiologischen Komplikationen (1,8%) traten gegenüber den lokalen (6,8%) zahlenmäßig in den Hintergrund, endeten jedoch in 41% tödlich.

Die Letalität der oben angegebenen 5 *mittelbar* mit dem operativen Eingriff in Zusammenhang stehenden Komplikationen beträgt in unserem Krankengut 56%.

4.4 Komplikation: Dekubitus

In den mit dieser Untersuchung vergleichbaren Arbeiten über Frühkomplikationen aus unfallchirurgisch-orthopädischen Kliniken Birrer (1977) und Rüter et al. (1981) wird zu der lokalen Komplikation des im Krankenhaus entstandenen Druckgeschwürs keine Angabe gemacht.

Ob die in der Nachfolgearbeit aus der Unfallklinik in Ulm von Gerngroß et al. (1983) angegebenen Zahlen über oberflächliche und tiefe Nekrosen der Weichteile (74 in 5 Jahren = 0,43% bezogen auf die Gesamtzahl der Operationen, n = 17137) auch diese nicht im direkten Zusammenhang mit der Operation stehende Komplikation beinhaltet, bleibt ungeklärt.

Kopp (1984) wertete über 1700 Daten aus Patientenunterlagen mit hüftgelenknahen Frakturen aus und stellte die Inzidenz der Komplikation Dekubitus in das Verhältnis zum Alter. Unter einem Alter von 65 Jahren (bei einem Altersdurchschnitt von 76,4 Jahren aller Patienten) lag die Dekubitusfrequenz bei 5 von 154 (3,1%), zwischen 65 und 75 Jahren bei 78 von 409 (16,0%) Dekubitusfällen und bei einem Alter von 75 Jahren und älter bei 246 von 835 (22,8%).

Aufgrund der Zusammensetzung unseres Patientengutes trifft die Komplikation des Druckgeschwürs Patienten aller Dezennien. Wie gezeigt werden konnte, liegt die Fallzahl mit 22 in 5 Jahren (1.1.1979 bis 31.12.1983) günstig. Bezogen auf die 14 682 unfallchirurgischen Operationen ergibt sich eine Dekubituskomplikationsrate von 0,27%. Übereinstimmend mit Meinecke (1964); Wahle et al. (1971); sowie Pampus u. Backhausen (1977) besteht unser Vorgehen in der Prophylaxe und Therapie in der Druckentlastung.

Hilfsmittel sind patientengerecht angepaßte Schaumstoffplatten, -kissen und -blöcke. Leichte aufblasbare Luftmatratzen, das Wasserbett und Clinitronbett sind für Kranke mit Lähmungen und Sensibilitätsstörungen, Schädel-Hirn-Verletzte und Langzeitbeatmete sowie alte immobile Patienten bereitgestellt.

Bei konsequentem Einsatz der konservativen Maßnahmen war die operativ-plastische Versorgung nur bei 5 der 22 Patienten notwendig. Insgesamt sind nur wenige Dekubitusfälle anzugeben, da die Patienten, die mit einem Druckgeschwür aus anderen Kliniken zu uns verlegt wurden, hier nicht eingehen, und zum anderen verlegen wir, da wir eine Akutunfallklinik sind, zu rehabilitierende Patienten frühzeitig postoperativ in Nachsorgekliniken.

4.5 Komplikation: Nervenläsion (Druckschaden)

Zu unterscheiden ist zwischen lagerungsbedingten, exogenen Schäden und solchen, die durch das operative Vorgehen selbst entstanden sind.

Besondere Gefährdung besteht in der Narkosephase, wenn unzureichende Lagerungen vorgenommen werden, aber auch bei Bewußtlosigkeit oder Langzeitbeatmung, in allen Zuständen, in denen warnende Schmerzen und Parästhesien nicht vom Patienten bemerkt und durch Lagekorrektur beantwortet werden. Diese Patienten sind nicht imstande, durch anamnestische Angaben die Parästhesien wie Taubheit, Pelzigkeit und Kribbeln auszugeben, und so kann zwischen *Auftreten* der motorischen Schwäche und Schädigung sowie *Erkennen* und Diagnosesicherung ein mehrtägiger oder sogar mehrwöchiger Zeitraum klaffen. Die Lähmungen werden dann erst im Rahmen der postoperativen Mobilisierung oder Krankengymnastik entdeckt (Hoen, zitiert bei Lob 1973).

In der vorliegenden Komplikationsstudie wurden in 5 Jahren (1.1.1979 bis 31.12.1983) 29 Nervenläsionen an 24 Patienten festgestellt. Die Schädigungen wurden frühestens am Operationstag und spätestens nach 44 Tagen bemerkt (Mittelwert 16 Tage, Standardabweichung 14).

Rosollek (zitiert bei Lob 1973) beobachtete 16 Fälle: 9mal wurde die Lähmung bereits zwischen dem 7. und 14. Tag und 5mal jenseits der 2. Woche bekannt.

Die lagerungsbedingten Nervenschäden traten in der Zeit unserer Untersuchung ausschließlich an der unteren Extremität auf. Parks (1973) gibt diesen Lähmungstyp des N. peroneus communis in Narkose mit 21% in der Häufigkeit an.

Stöhr (1976) konnte in einem Jahr 6 eigene Beobachtungen über lagerungsbedingte Armplexusparesen machen, berichtet aber aus einer neurologischen Klinik, wo sich naturgemäß diese Fälle sammeln.

Auch Leven u. Hoffmann (1973) sahen 5 Patienten (in einem Zeitraum von 5 Jahren) in der Nervenklinik der Universität Köln mit Armlähmungen nach Operationen in pneumatischer Blutleere. Neben der Dauer ist die Höhe des Manschettendrucks für das Auftreten der Lähmungen entscheidend (Bruner 1970; Calderwood u. Dickie 1972).

Daß die lagerungsbedingte Armnervenlähmung eine Seltenheit in unserer Klinik ist und in dem hier genannten Untersuchungsabschnitt nicht vorkommt, liegt in der Berücksichtigung folgender Gesichtspunkte:

1. Nichtüberschreiten eines Abduktionswinkels von 70–80° bei der Armauslagerung, leichte Unterarmflexion und Pronation.
2. Unterpolsterung des Ellengelenks (N. ulnaris).
3. Bei Operationen am Arm: Blutsperre (-leere) nicht länger als 1,5 h und nicht höher als 250 mm Hg. Bei Operationen, die eine längere Zeit in Anspruch nehmen, öffnen wir die Manschette, warten die Hypoxiephase ab und beginnen nach 20 min erneut.

In unserem Krankengut traten bezogen auf 14 682 Operationen 0,18% lagerungsbedingte Nervenläsionen auf.

In der direkt mit dieser Arbeit vergleichbaren von Gerngroß et al. (1983) verteilen sich n = 55 auf 17 137 Eingriffe (= 0,32%). Zwischen lagerungsbedingten Schäden und solchen direkt durch die Operation wird nicht unterschieden; die Hälfte der Schädigungen betraf den N. peroneus.

Den Anteil der Druckschädigung bezogen auf alle Peroneusläsionen gibt Stoechel (zitiert nach Lob 1973) in einer Untersuchung von 1954–1966, in der über 209 Patienten mit Schädigungen des N. peroneus berichtet wird, mit fast 10% an. In 17 Fällen (8,38%) wurden die Peroneusläsionen erst nach Gipsentfernung entdeckt. Bei 2 Patienten (0,98%) entwickelte sich die Läsion erst nach längerer Bewußtlosigkeit und in einem Fall nach Lagerung auf Braun-Schiene.

Ursächlich angeschuldigt für die Entstehung der Peroneuslähmung wird in erster Linie die Lagerung auf der zu dieser Zeit gebräuchlichen Braun-Schiene.

Die Gefahr einer Nervenläsion ist um so größer, je länger die Kompression anhält.

Die kürzeste Operationsdauer beträgt bei den von Parks (1973) untersuchten Fällen 2 h. In unserer Studie war die kürzeste Narkosedauer bei 2 Patienten 70 bzw. 100 min. Bei 10 von 24 Patienten dauerte die Operation mehr als 3 h. 10 Patienten boten weitere, z.T. lebensbedrohende Komplikationen mit Dauerbeatmung und Intensivüberwachung. Auch die aufgezeigten Risikofaktoren und Begleiterkrankungen sind übereinstimmend mit der Literatur als disponierende Umstände zu werten.

Die Behandlung der lagerungsbedingten Nervenläsion ist konservativ, die gute Prognose mahnt zu großer Zurückhaltung in der Indikation zur Neurolyse. Die konservative Behandlung sollte auch über 2–3 Jahre fortgesetzt werden (Stoehr 1976, 1980; Gerngroß et al. 1983). Die Meinung von Wulle (1975) steht dagegen, so daß bei Druckschäden des N. fibularis ohne erkennbare Zeichen der Restitution nach 4–6 Wochen die Indikation zur operativen Dekompression gestellt wird. In diesem Zusammenhang wird auf die ausgiebige Resektion des Arkus zwischen M. soleus und M. fibularis longus hingewiesen.

Über den Verlauf der Nervenschädigung können wir in unserer Arbeit keine Aussagen machen, da wir nur den stationären Aufenthalt überblicken. Die Prognose ist vom Schädigungstyp abhängig.

Es wird unterschieden zwischen

Neuropraxie (bloße Leitungsblockade der Impulse),
Axontmesis (Waller-Degeneration bei erhaltenen Hüllstrukturen),
Neurotmesis (Axondegeneration und zusätzliche Schädigung des Endo- und Perineuriums).

Die Arbeit von Gerngroß et al. (1983) ist ergänzt durch eine Nachuntersuchung. 69% der 55 Nervenläsionen waren abgeheilt, Besserung zeigten 5 (9%), und 12 (22%) bestanden vollständig weiter.

Da die Nervenläsion für den Patienten ein schwerwiegendes Ereignis und eine stark behindernde Komplikation ist, die zudem noch von langer Dauer sein kann, sollte für uns die Zusammenstellung der Nervenschädigungen ein Anlaß zu einer Nachuntersuchung und einer neurologischen Kontrolle sein.

4.6 Komplikation: Thrombophlebitis nach Venenpunktion

Intravenöse Plastikkanülen (Braunülen) und Katheter sind in der klinischen Praxis unentbehrlich geworden. Das exogene Einschleppen von Keimen ist durch sorgfältiges steriles Handhaben der Venenpunktion weitgehend zu vermeiden. In 5 Jahren (1.1.1979 bis 31.12.1983) hatten wir 3 ausgeprägte lokale Thrombophlebitiden an Unterarmvenen nach Venenpunktion und Infusionsbehandlung festzustellen.

Konold et al. (1974) berichten über klinische und bakteriologische Beobachtungen bei i. v. eingeführten Kathetern. Untersucht wurden 256 Katheter, davon 163 Plastikkanülen. Besiedelt mit pathogenen Mikroorganismen waren 19,2%, mit apathogenen Mikroorganismen 48,8%, und steril waren 32,5% der Plastikkanülen.

Septische Temperaturen (2,5%) gehen eher von infizierten zentralen Kathetern aus, während Kanülen eher eine lokale Thrombophelbitis verursachen.

Über Fehllagen von Venenkathetern und Komplikationsraten des Venenkatheterismus berichten Fischer et al. (1966), Volles et al. (1969), Burri (1973, 1975), Dane u. King (1975), Felsch (1976), Mathias (1976), Haag et al. (1977) und geben diese mit 0,4—4% an.

Speziell über den Anteil der Komplikationen beim Subklavia- und Jugularis-interna-Katheterismus können wir keine Angaben machen, da diese Eingriffe in der Regel von Anästhesisten vorgenommen werden.

Wie im Abschnitt Sepsis beschrieben, liegt hier zu einem Teil das Legen von zentralen Kathetern ursächlich zugrunde.

4.7 Operationsunabhängige Komplikationen: Sonstige und übersehene Hüftgelenkluxation

Die unfallbedingte Hüftverrenkung ohne knöcherne Beteiligung ist eine seltene Verletzung und ein unfallchirurgischer Notfall.

Die bei der Luxation entstehende Zirkulationsstörung nach Abriß des Lig. capitis femoris und die Zerreißung der für die Schenkelkopfernährung wichtigen Gefäße des R. profundus der A. circumflexa femoris medialis sind der pathogenetische Faktor für die Ausbildung einer Nekrose.

Weigand et al. (1978) überblicken 28 reine Hüftluxationen (25 Männer, 3 Frauen) gesammelt zwischen 1961 und 1976. In 24 Fällen konnte innerhalb der ersten 6 h nach dem Unfall die unblutige Reposition vorgenommen werden; in 78% lag eine hintere Luxation vor. In 2 Fällen erfolgte die Reposition erst nach 9 Tagen, und in einem Fall wurde die Luxation sogar erst nach 6 Wochen diagnostiziert.

Angeschlossen wurde 20mal eine Extensionsbehandlung durch Fersenbeindrahtextension; mit der vollen Belastung wurde nicht vor Ablauf von 3 Monaten begonnen. Die Hüftkopfnekrose trat immer dann auf (in 4 Fällen), wenn die Reposition nach 24 h oder später erfolgt war.

Offene Fragen bestehen in der Art der Nachbehandlung. Nur der Vergleich verschiedener Empfehlungen anhand größerer Fallzahlen kann Klärung bringen.

In unserer Komplikationsstudie handelt es sich um einen Einzelfall, der trotz 14tägiger Luxation, wie regelmäßige Nachuntersuchungen seit 6 Jahren zeigen, einen folgenlosen Ausgang nahm.

4.8 Operationsabhängige Komplikationen: Sonstige – Einzelfälle

4.8.1 Iatrogene Gefäßschädigungen

Bei diesen Verletzungen handelt es sich um Einzelfälle. Gerngroß et al. (1983) berichten über 2 ähnliche Läsionen in 5 Jahren bei 17 137 Eingriffen; auf Schädigungen nach Hüftprothesenimplantationen weist Lang (1983) hin.

Das Hauptkontingent iatrogener Gefäßverletzungen stellen gefäßchirurgische Eingriffe (Vollmar 1968; Piger 1976). Piger (1976) gibt den Anteil aus dem Fachgebiet Traumatologie im Vergleich zu allen anderen mit 10% an.

Die A. femoralis communis, die A. poplitea und die A. brachialis gehören zu den sog. kritischen Arterien mit nachgeschaltetem 3-Verteilerbezirk, deren Rekonstruktion innerhalb der 6–8 Stundengrenzen erfolgen muß, um Defektheilungen zu vermeiden. Wie für andere Autoren (Kubiena 1975; Awender u. Henzler 1977; Kleinfeld u. Husfeldt 1979; Schaaf et al. 1980) steht für uns im Vordergrund die Rekonstruktion des verletzten Gefäßes durch

- Gefäßnaht,
- Fixation der Intima,
- Resektion des geschädigten Gefäßsegments und Interposition möglichst eines autologen Venentransplantats.

Bei Kombinationsverletzungen wird zunächst die Osteosynthese evtl. unter Verkürzung angestrebt; bei Verletzung von Vene und Arterie erfolgt dann die Versorgung der Vene und anschließend die der Arterie.

4.8.2 Freiliegender Knochenzement nach Hüftprothesenimplantation

Beim Einzementieren von totalen Hüftgelenkendoprothesen verbliebene und radiologisch sichtbare größere Zementanteile können für uns Anlaß zu einer frühen operativen Revision sein, da Einklemmungserscheinungen zur Funktionsbehinderung führen können.

Abriebmechanismen, Fremdkörperreaktionen mit Bindegewebeproliferation und lympho- und plasmozytären Infiltrationen (Cotta u. Schulitz 1973) wird somit vorgebeugt.

4.8.3 Angenähter Redon-Drainageschlauch

Die beschriebene ungefährliche Komplikation setzt die Bedeutung der Saugdrainage zur Erzeugung eines Vakuums nach Verschluß von Operationswunden nicht herab. Der enge Kontakt der Wundflächen ist Voraussetzung für eine ungestörte Wundheilung.

Im Blickpunkt der Literatur liegen jedoch nicht die mechanischen Komplikationen, sondern die bakteriologischen Untersuchungen.

Die Bedenken einer exogenen Keimbesiedlung, wie sie gegen die Venenverweilkatheter erhoben werden, brauchen nicht auf das System des kontinuierlichen Sekretabflusses bei kurzer Verweildauer übertragen zu werden (Blümlein u. Arens 1973; Knapp et al. 1975).

4.8.4 Hautschäden nach Verwendung von Blutsperremanschetten

Rudolph u. Gärtner (1986) berichten über das Auftreten verbrennungsähnlicher Hautveränderungen nach Operationen an der unteren Extremität in einer Häufigkeit von 0,05–0,1%. Als Ursache wird die Kombination von jod- und alkoholhaltigen Desinfektionslösungen und Druck angesehen.

Dick et al. (1978) beobachteten 22 allergische Reaktionen bei der Analyse von Komplikationen nach Arthroskopie (n = 3714 Fälle; 0,6% allergische Reaktionen).

Routinemäßig ergreifen wir folgende Maßnahmen zur Prävention:

1. Anwendung hautfreundlicher Jodkomplexlösung.
2. Zirkuläres Anlegen einer sterilen saugfähigen Kompresse, die nach dem Desinfizieren unter sterilen Kautelen entfernt wird.

4.9 Komplikationen: Akute Nachblutung, Serom und Hämatom

Wesentlich für eine postoperative primäre Wundheilung sind Heilung ohne Wundrandnekrosen und Deshiszenzen, ohne Hämatom- und Serombildung und in der Folge ohne Infektion.

Die Komplikationen akute Nachblutung, Serom und Hämatom können durch schonende Operationstechnik und genaue Blutstillung reduziert werden. Zur Ableitung von Wundsekret wird die Redon-Saugdrainage in der Regel 48 h belassen.

In der direkt mit unseren Untersuchungen vergleichbaren Arbeit geben Gerngroß et al. (1983) eine Häufigkeit von Hämatomen, Seromen und Nachblutungen von 0,85% bei 17 137 durchgeführten Operationen in 5 Jahren an. Die Hämatomfrequenz in unserer Studie beträgt 0,66%; auf 14 682 Eingriffe wurden vom 1.1.1979 bis 31.12.1983 97 Hämatome gezählt. Abgetrennt dargestellt haben wir die akute Nachblutung, da es sich um ein plötzlich einsetzendes Ereignis handelt, das zügiges Handeln erfordert und, wie gezeigt werden konnte, immer die *operative* Revision unumgänglich macht (n = 19).

Gesondert analysiert wurde die Komplikation Serom (n = 16), die keinen bedrohlichen Zwischenfall darstellt und in 1/4 der Fälle einer operativen Weichteilrevision 2mal mit Anlagen einer Spül-Saug-Drainage bei Infektverdacht bedurfte.

In 1/4 der Fälle ließ sich das Serom durch Punktion beseitigen.

Hämatomausräumungen, Wund- und Weichteilrevisionen sowie Hämatom- und Serompunktionen waren in 71% der Fälle notwendig, wobei der kleinere Eingriff der Punktion nur einen Anteil von 7,56% ausmacht. Gerngroß et al. (1983) geben den Anteil der Hämatomausräumungen mit 48,1% gegenüber 51,9% konservativen Behandlungen an.

Birrer (1977) gibt eine Hämatomfrequenz bei 1189 traumatologischen Eingriffen von 1,3% und bei 1357 orthopädischen Operationen von 3,6% an, wobei das weitere Vorgehen in 69,7% eine operative Revision war und betont wird, daß sofortiges Eingreifen bei einem festgestellten Hämatom Zeitgewinn im Heilungsverlauf ist.

In Übereinstimmung mit unserer Untersuchung stellen Gerngroß et al. (1983) fest, daß die verschiedenen Körperregionen sehr unterschiedlich betroffen sind; die Autoren geben die höchsten Auftrittswahrscheinlichkeiten für die Beckenregion (1,89%), den Unterschenkel (1,52%) und die Knieregion (1,26%) an (Sammelbetrachtung: Hämatome, Serome, Nachblutungen).

In unserer Studie liegen die Hämatomfrequenzen für einzelne Regionen z. T. deutlich höher: 1–3% für die Wirbelsäule, den sub- und pertrochanteren Oberschenkel, die Patella, den Tibiakopf und -schaft und die traumatologischen Laparotomien; 3–5% für Oberschenkel und Hüftgelenk. Die größte Auftrittswahrscheinlichkeit zeigt der Eingriff Hüftendoprothesenwechsel (13,9%).

Der *Zeitpunkt des Auftretens* der Komplikationen akute Nachblutung, Serom und Hämatom ist unterschiedlich.

Die akute Nachblutung steht im frühen zeitlichen Zusammenhang mit der Operation, der Gipfel des Auftretens liegt am 1. postoperativen Tag. 15 von 17 akuten Nachblutungen ereigneten sich bis zum 3. postoperativen Tag.

Das Serom trat im Mittel 5,6 Tage postoperativ auf (Standardabweichung 3,5%).

Das Hämatom bildete sich zwischen dem Operationstag und dem 35. postoperativen Tag mit einer deutlichen Häufung zwischen dem 1. und 5. postoperativen Tag.

Gerngroß et al. (1983) weisen in ihrer Arbeit darauf hin, daß 95% der Hämatome nach dem ersten Verbandswechsel und Ziehen des Drains gefunden wurden. Hier zeigte sich ein Gipfel zwischen dem 3. und 7. postoperativen Tag.

Die Altersverteilung der Patienten mit den Komplikationen akuter Nachblutung (n = 17) und Serom (n = 14) geht gleichmäßig durch alle Dezennien.

Das Hämatom betrifft zu 48% Patienten über 65 Jahre. Im Alter zwischen 75 und 85 Jahren liegt ein Gipfel von 32%.

Da in der Unfallchirurgie die stationären Patienten häufig sogar in mehr als 40% über 65 Jahre alt sind, eine Multimorbidität aufweisen und sich in der Alterschirurgie als gravierendste Verletzung der hüftgelenknahe Femurbruch mit seinen Varianten Schenkelhalsfraktur, per- und subtrochantere Fraktur herausstellt, weist Zimmermann (1984) auf die Komplikationen dieser Patienten besonders hin.

1. Die akute postoperative Nachblutung erfordert gezieltes operatives Eingreifen ohne Zeitverlust und läßt sich somit endgültig beherrschen.
2. Die Komplikationen postoperative Serome und Hämatome sollten zu einer frühen operativen Revision Anlaß geben, um Folgekomplikationen wie Wundheilungsstörungen und Infekten vorzubeugen.

Dieses Vorgehen bedeutet Zeitgewinn für den Heilungsverlauf.

4.10 Luxation nach Hüftprothesenimplantation

Diese typische Frühkomplikation tritt in den ersten Stunden oder Tagen nach der Operation bei oft unbewußten Ein- und Ausrenkbewegungen des Patienten auf. Grobe Rotationsbewegungen sollen vermieden und die Patienten zu isometrischen Anspannungsübungen angehalten werden, da es gerade beim alten Menschen rasch zu weiteren Muskelatrophie bei schon bestehender Muskelinsuffizienz kommen kann.

Für die Operationstechnik folgt, daß die Prothese straff eingebracht wird, damit die Muskulatur die Prothese sichern kann (Boitzy u. Zimmermann 1969; Weigert et al. 1971; Braunsdorf u. Konradt 1976).

Schreiber (1983) beobachtete in der orthopädischen Universitätsklinik Balgrist in Zürich von 1962–1982 bei 3266 Hüfttotalendoprothesen 49 Frühluxationen (1,5%), Zimmermann (1984) bei 96 Hüftprothesen 3 (3,1%), Bauer u. Jopp (1974) bei 223 Hüftendoprothesen (1968–1972) ebenfalls 3 Frühluxationen (1,3%).

In bezug auf *alle* im Fünfjahresuntersuchungszeitraum 1.1.1979 bis 31.12.1983 durchgeführten Eingriffe liegt die Luxationsrate als Einzelkomplikation bei 0,18%. In der Arbeit geben Gerngroß et al. (1983) 0,22% an.

In unserem Krankengut liegt die Luxationsfrequenz für einfache Kopfprothesen bei 4,76%, für totale Hüftgelenkendoprothesen bei 2,27% und für Hüftprothesenwechsel bei 2,78%. Zweimal bestand die Ursache der Luxation in Achsenfehlern, was zum Pfannenwechsel veranlaßte.

Die Ursache für die etwas höhere Rate an Luxationen ist darin zu sehen, daß es sich zu einem großen Teil um alte Patienten mit Schenkelhalsfrakturen handelte.

In Übereinstimmung mit den Autoren ist die Reposition der luxierten Prothese ohne Schwierigkeiten in Narkose durchführbar, und die Reoperation ist Einzelfällen vorbehalten.

Bei dem von uns bevorzugten hinteren Zugang legen wir auf folgende operationstechnischen Punkte Wert:

1. Wenn möglich Erhalt der Piriformissehne, die während der Operation lediglich über einen Hohmann-Haken nach proximal gehalten wird.
2. Keine Durchtrennung oder Kerbung des Septum intermusculare.
3. Oväläre Exzision der ventralen Kapselanteile, die eine dorsale Luxation begünstigen würden.

4.11 Komplikation: Nervenläsion (direkt operationsbedingte Schädigung)

Verläßliche Zahlen über die Häufigkeit iatrogener Nervenläsionen liegen für die Osteosynthesen von Humerusschaftfrakturen vor. Es handelt sich um einen Eingriff mit potentieller Gefährdung des N. radialis. Hieraus ergibt sich die Frage nach der Wahl der Behandlung.

Als Indikationen für die operative Behandlung des Oberarmschaftbruchs werden angegeben:

– Nervenverletzung und Einklemmungen,
– Gefäßverletzungen,
– irreponible Fehlstellungen und Weichteilinterposition,

172

– offene Frakturen,
– distale gelenknahe Frakturen mit zusätzlichem Ellengelenkbruch,
– doppelseitige Oberarmfrakturen,
– neurologische Symptomatik mit motorischer Unruhe,
– Polytraumatisierte wegen pflegerischer Belange,
– Querfrakturen,
– schlechte Ergebnisse nach konservativem Therapieversuch.

[Huggler (1965), Christensen (1967), Mayer et al. (1967), Sailer et al. (1969), Gronert u. Friedebold (1971), Voorhoeve u. Sternemann (1973)].

Nach Meinung vieler Autoren ist die beste Prophylaxe der operativen Radialisparese die konservative Behandlung, die meist gute Resultate ergibt (Shaw u. Sakellarides 1967; Rueff u. Pelzl 1967; Vick 1967).

Lorenz Böhler sprach 1964 auf dem 81. Kongreß der Deutschen Gesellschaft für Chirurgie "gegen die operative Behandlung von frischen Oberarmschaftfrakturen" und stellte fest:

Der Oberarmschaftbruch ist unter allen Schaftbrüchen der gutartigste. Er kann bei entsprechender Verbandstechnik von ganz seltenen Ausnahmen abgesehen, fast immer auf einfachste Weise konservativ behandelt werden . . .

Der Desault-Verband kann in der Regel mit einem oder bei Abstützverbänden mit zwei Helfern in 10–15 Minuten angelegt werden. Die operative Behandlung hingegen erfordert einen großen Aufwand an Material, Zeit und Personal, und zwar neben dem Operateur mindestens einen Anästhesisten, eine Operationsschwester, eine Zureicherin und eine Röntgenassistentin. Die Operation kann manchmal recht lange dauern.

In neuerer Zeit nehmen Nast-Kolb et al. (1985) zur Operationsindikation Stellung und weisen auf die Berücksichtigung der beruflichen Tätigkeit und soziale Probleme wie chronischen Alkoholismus und zerebral-sklerotische Verwirrtheitszustände hin. Die konservative Behandlung gewinnt wieder an Bedeutung durch die Oberarm-Brace-Ruhigstellung nach Sarmiento, die insbesondere für die Versorgung von polytraumatisierten Patienten angegeben wird, so daß dann die operative Behandlung Einzelfällen vorbehalten bleiben kann (Sarmiento u. Latta 1981).

In der Literatur liegt die Komplikationsrate der N.-radialis-Schädigungen der operierten Fälle zwischen 4,3 und 22% (Garcia u. Maeck 1960 – 11,7%; Decoulx u. Ducloux 1962 – 5,3%; Böhler 1964 – 7%; Rueff u. Pelzl 1967 – 4,9%; Vick 1967 – 9%; Gronert u. Friedebold 1971 – 7,7%; Rueff et al. 1972 – 22%; Panning 1973 – 12,2%; Voorhoeve u. Sternemann 1973 – 20%).

In der 1977 veröffentlichten Sammelstudie der Deutschen AO-Sektion (Schweiberer et al. 1977) wurden 10% postoperative Radialisparesen verzeichnet.

In unserer Studie ist die Rate der Radialisparese bei Humerusfrakturen mit 7% anzugeben.

Als operativer Zugang kommt 1. der anterolaterale und 2. der dorsale Zugang in Frage. Innerhalb unseres Untersuchungszeitraums hat sich ein Wechsel zum dorsalen Zugang als Standardweg vollzogen.

Stöhr (1980) gibt an, daß knapp 60% der Radialisparesen bei der Erst- und über 40% der Wiederholungsoperation (Reosteosynthese, Spongiosaanlagerung, Materialentfernung) auftraten. In unserer Untersuchung fanden wir 3 Radialisparesen bei Reeingriffen.

Nast-Kolb et al. (1985) operierten die frischen Frakturen durchschnittlich nach 4 Tagen (0–10 Tage), während in unserer Klinik die operative Versorgung nach 2,6 Tagen (0–7

Tage) vorgenommen wurde. Im Gegensatz hierzu berichten Gronert u. Friedebold (1971), daß bei 26 Patienten (25% operativ versorgte Oberarmschaftbrüche) der Entschluß zur Operation zwischen 15 h und 77 Tagen nach dem Unfall, im Mittel nach 25,3 Tagen, gefaßt wurde. Die Frequenz der Radialisparese der operierten Frakturen betrug 7,7%.

Angaben zu iatrogenen Nervenschäden finden sich in der Literatur zur Hüftgelenkendoprothetik. Schreiber (1983) gibt sie mit 1% an, bei 3266 implantierten Hüfttotalendoprothesen:

Boitzy u. Zimmermann (1969)	= 0,97%,
Birrer (1977)	= 3,3%,
Buchholz (1973)	= 1,21%,
Cotta u. Schulitz (1973)	= 1,02%,
Friedebold et al. (1973)	= 0,73%,
Rubovszky (1977)	= 0,91%.

Stöhr et al. (1975) sehen Dehnungs- und Zerrungsschäden ursächlich an. Im Untersuchungszeitraum 1.1.1979 bis 31.12.1983 ist in unserem Krankengut nur eine N.-ischiadicus-Läsion nach Implantation einer totalen Hüftgelenkendoprothese festzustellen (0,15%). Diese niedrige Komplationsquote führen wir auf die standardisierte Operationstechnik zurück. Aus Gründen der Frühmobilisation (erhöhte Thromboseneigung) ist der dorsale Zugang, bei dem keine Trochanterlamelle abgemeißelt wird, eingeführt.

Henrich (1978) legte das Hüftgelenk an Leichenpräparaten exemplarisch frei unter Berücksichtigung der verschiedenen operativen Zugänge, um die Lagebeziehungen und damit die Verletzungsdisposition des N. ischiadicus jeweils zu erfassen. Der minimale Abstand zwischen dem N. ischiadicus vom hinteren Pfannenrand beträgt 1,5 cm. Nervenschäden aufgrund sich entwickelnder Hämatome oder Serome beobachteten wir nicht.

4.12 Wundheilungsstörungen, Infekte, Osteitis

Die regelmäßige Registrierung von Wunddehiszenzen, Wundrandnekrosen, oberflächlichen und tiefen Infekten sowie ossären Infekten bildet die Voraussetzung für die Einschränkung dieser nicht völlig vermeidbaren Komplikationen. Gerade bei diesen Komplikationen erweist es sich als schwierig, die Untersuchungen und Ergebnisse bei unterschiedlichem Krankengut der einzelnen chirurgischen und orthopädischen Kliniken zu vergleichen und zu einer einheitlichen Bewertung zu gelangen. Es gibt ebensowenig einheitliche Ausgangsbefunde, wie operativtechnische Maßnahmen.

Die Ursache der posttraumatischen und postoperativen Infekte sind vielfältig; es treffen zusammen:

— die primäre Verletzungsart,
— bei Wahleingriffen die primäre Erkrankung,
— Polytraumatisierung,
— das Ausmaß des lokalen Haut- und Weichteilschadens,
— andere Risikofaktoren und Zweiterkrankungen,

- die Qualität des Managements vom Unfallort zur Klinik bis zur Definitivversorgung
  unter Berücksichtigung hygienischer Vorschriften und Gegebenheiten,
- die Indikation für den Zeitpunkt der Operation, die Operationsdauer,
- die Indikation zur Antibiotikaprophylaxe.

Über oberflächliche Wundheilungsstörungen wie Dehiszenz der Wundränder und Wundrandnekrose berichtet Birrer (1977) und gibt nach traumatologischen Eingriffen eine Rate von 1,5%, vorwiegend nach Osteosynthese von Tibiafrakturen und Operationen am oberen Sprunggelenk, an. In der mit unserer Studie vergleichbaren Arbeit von Gerngroß et al. (1983) werden oberflächliche und tiefe Nekrosen mit 0,43% und Nahtinsuffizienzen mit 0,07% als Einzelrisiko ihres Auftretens, bezogen auf 17 137 operative Eingriffe, gefunden.

Im Fünfjahresuntersuchungszeitraum beobachteten wir 0,38% Wundrandnekrosen, bezogen auf 14 682 operative Eingriffe, und 0,23% Wunddehiszenzen. Bezogen auf 264 Osteosynthesen des Tibiaschafts liegt die Wundrandnekrosenfrequenz bei 4,92%, beim Pilon tibiale bei 3,29%, bei Osteosynthesen des oberen Sprunggelenks bei 1,58% und bei Osteosynthesen des Fußes bei 3,81%.

Auch 5 Materialentfernungen des Tibiaschafts und 2 aus dem OSG zogen Wundrandnekrosen nach sich. In Übereinstimmung mit den Autoren zeigt sich die Anfälligkeit der unteren Extremität. Angaben zu Risikofaktoren und gleichzeitig bestehenden oder sich entwickelnden weiteren Komplikationen sind speziell zu den Wundheilungsstörungen ohne Infekt nicht zu finden. Als Hauptrisiken stellten sich in unserer Klinik dar:

Für Wunddehiszenzen (30 Patienten): Adipositas 33,3%, Notfalloperationen 33,3%, Alter über 65 Jahre, Hypertonie und kardiopulmonale Komplikationen jeweils 26,7%.

Für Wundrandnekrosen (50 Patienten): Notfalloperationen 52%, Hautkontusionen 40%, Adipositas 26%, Wiederholungseingriffe 26%, Alter über 65 Jahre 22%, Polytrauma 18%.

Die unterschiedlichen Angaben über Infektraten entstehen durch Auswahl eines speziellen Krankengutes, einer bestimmten Operationsmethode, einer einzelnen Verletzungslokalisation usw.

Hohe Infektionsraten finden Contzen (1975) bei intramedullärer Fragmentfixation der Unterschenkelfraktur mit Weichteilschaden (7,89%), Schweiberer u. Lindemann (1973) nach Marknagelung (6,8%), Brug et al. (1975) bei Bündelnagelungen des Unterschenkels (3,3%) ossäre Infekte.

Der Bericht von Plaue u. Hinz (1971) über 2385 aseptische Operationen (Knochen-, Gelenk- und Weichteileingriffe) gibt eine Gesamtinfektionsrate von 2,5% an; die Osteitisrate beträgt 0,9%.

Schweikert (1973) findet bei Stabilisierungen geschlossener Frakturen eine Infekthäufigkeit von 1%, bei offenen Frakturen der oberen Extremität 2,4%, bei offenen Schaftfrakturen der unteren Extremität 3,7%.

Probst (1977) gibt die Infektrate bei 111 geschlossen Frakturen (1971–1974) mit 3,6% an.

Schreinlechner (1982) stellt die Infekthäufigkeit nach Osteosynthesen der Jahre 1973–1979 zusammen; die Gesamtinfektionsrate geschlossener Frakturen wird mit 2,5%, die offener Frakturen mit 6,6% angegeben.

Erwartungsgemäß liegen die Wundinfektionen beim Polytrauma höher, begünstigt durch Kontamination, Verletzungsmuster, Hypoxie und lokale oder allgemeine Zirkulationsstörungen, Störungen der Hämostase, Beeinträchtigung der Immunitätsfaktoren, Stoff-wechselentgleisungen, Begleittherapie—Intensivtherapie (Hartel u. Greiner 1984).

Muhr (1982) beobachtete in einer lückenlosen Serie von 116 Patienten mit offenen Frakturen, die am Unfallort oder sofort nach Einlieferung mit einem sterilen Verband bedeckt wurden, der bis zur Definitivversorgung bestehen blieb, 5 Infektionen (4,3%). War kein steriler Verband angelegt oder wurde er mehrfach gewechselt, zeigte sich eine Infektrate von über 18%. Auf dieses Verfahren legen wir ebenfalls großen Wert, wie unter Abschn. 2.4 im Teil Material und Methode dargelegt wird.

Walraff u. Wissing (1982) fanden 9,6% Wundheilungsstörungen, Weichteilinfektionen und ossäre Infekte nach *Primärversorgung* geschlossener Frakturen und 21,4% nach *Sekundärversorgung* geschlossener Frakturen. Matter (1970) äußert sich in gleicher Weise.

In unserer Komplikationsstudie sind 27 Polytraumatisierte mit oberflächlichen (13), tiefen (13) und ossären (1) Infekten. Um noch genaueres Zahlenmaterial und Einzel-heiten gerade über Behandlung und Prognose dieser Schwerstverletzten zu erhalten, ist sowohl mit einer retrospektiven wie auch mit einer prospektiven Studie über das Poly-trauma begonnen worden.

Auch Maßnahmen zur Keimreduzierung in Operationssälen (Reinraumtechnik) (Charnley 1964; Wanner 1970; Shaw et al. 1973; Knapp u. Holz 1976; Klems et al. 1981) und Maß-nahmen gegen Hospitalinfektionen (Tachdjan u. Compere 1957; Köpcke et al. 1976; Gabler-Sandberger 1976; Dangel u. Möller 1977; Dietzel 1977; Daschner 1981) haben Einfluß auf die Infektrate.

Daschner (1978) beurteilt eine Wundinfektionsrate von 1—2% nach aseptischen Ein-griffen als akzeptabel, eine solche unter 1% als optimal.

Die Frage nach der Antibiotikaprophylaxe wird hier ebenfalls häufig gestellt (Rojczyk u. Malottke 1979; Lais 1984).

Daschner (1981b) sieht eine gesicherte Indikation der Chemo-(Antibiotika-)Prophylaxe in bezug auf die in der Unfallchirurgie anzutreffenden Operationen: bei künstlichen Hüft-gelenken und bei der Karzinomchirurgie im Kopf-Nacken-Bereich.

Eine fragliche Indikation der Chemo-(Antibiotika-)Prophylaxe besteht nach Splenek-tomie, offenen Frakturen, neurochirurgischen Eingriffen.

In unserer Klinik gibt es keine generelle Antibiotikaprophylaxe, entschieden wird im Einzelfall bei offenen Frakturen und bei früher bestandenen Infekten.

Bei Schwarz (1981), der aus dem Unfallkrankenhaus Lorenz Böhler berichtet, liegen die Prozentzahlen der Infekthäufigkeit bei allen Operationen unter aseptischen Bedin-gungen bei 1,7%, die Infektraten der häufigsten Osteosyntheseverfahren werden vorgestellt. Zwischen oberflächlichen und tiefen Infekten sowie ossärem Infekt wird nicht differenziert, so daß in der Zusammenfassung die Angaben recht hoch liegen für:

Hüftprothesen	3,3%
Oberschenkelnagel	5,2%
Femurosteosynthesen	5,4%
Kniebandrekonstruktion	1,8%
Tibiakopf	5,9%
Unterschenkelosteosynthesen	2,3%
Knöcheloperationen	4,7%
Lenden-Brust-Wirbelsäule	10,0%
Ellenbogen	2,0%
Entfernung von Osteosynthesematerial	0,69%
Bandnaht des oberen Sprunggelenks	0,5%

Gerngroß et al. (1983) geben die Häufigkeit für Frühinfekte mit 0,57% bezogen auf die durchgeführte Eingriffzahl am Knochen einschl. offener Frakturen an. Bei 6085 Eingriffen an Gelenken fand sich eine Infektwahrscheinlichkeit von 0,08%, bei geschlossenen Brüchen 0,7% und bei offenen 4,8%. Die aus der gleichen Klinik von Burri (1974) früher mitgeteilte Rate bei offenen Frakturen betrug 3,7%.

Auch die Verteilung der Infekte auf die Körperregion wird angegeben:

Oberarm	0,36%
Unterarm	0,20%
Hand	1,09%
Becken	2,44%
Hüfte	1,85%
Oberschenkel	2,34%
Knie	0,87%
Unterschenkel	2,79%
OSG	0,95%
Fuß	3,01%

In unserer Arbeit unterscheiden wir nach den angegebenen Definitionen zwischen oberflächlichen und tiefen einschl. ossärer Infekte. Hier müssen wir zum Vergleich lediglich die tiefen und ossären Infekte heranziehen. Unsere Infektraten sind nachfolgend zusammengestellt:

Obere Extremität	1%
Handchirurgische Operationen	
tiefe Weichteilinfekte	0,54%
Osteitis	0,18%
Becken	2,17%
Operationen des Schenkelhalses, sub- und pertrochanterer Oberschenkel	1,8%

Die Zahlen für die Hüftgelenkendoprothetik sind niedriger:

0,95% für die einfache Kopfprothese,
0,30% für die totale Hüftgelenkendoprothese.
Dagegen ist die Infektrate bei Hüftprothesenwechseln deutlich höher mit 2,78%.

In Übereinstimmung mit der Ulmer Untersuchung liegen auch unsere tiefen Infekte beim Oberschenkel bei 2%, dagegen für den Unterschenkel niedriger, Tibiakopf 0,79%, Tibiaschaft 1,14%. Unsere Infektrate des oberen Sprunggelenks ist, obwohl diese Frakturformen auch von jungen Kollegen operiert werden, mit 0,13% niedrig.

In der Infektverteilung über die einzelnen Monate des Jahres finden Plaue u. Hinz (1971) einen deutlichen Frühjahrsgipfel im März und April und einen kleineren im Oktober und November. Wir verzeichnen eine Infekthäufigkeit in den Monaten April bis September, mit einem Gipfel im Juli. Eine Erklärung dafür sehen wir im erhöhten Temperaturanstieg in den Operationssälen in den Sommermonaten trotz etablierter Klimaanlage.

Auf den hohen Anteil von Risikopatienten nach den angegebenen Kriterien wurde bei der Darstellung der Ergebnisse hinreichend eingegangen, in der Literatur finden sich nur wenig vergleichbare Angaben. Braunsdorf u. Konradt (1976) stellten bei Patienten mit Hemialloarthroplastik der Hüfte bei 72 Patienten in 63 Fällen 2 oder mehr Risikofaktoren fest.

Als dispositionelle Faktoren (Cruse 1977, zitiert bei Daschner 1978) werden angegeben Diabetes 10,7%, Adipositas 13,5%, Überernährung 16,6%, Kortikosteroide 2,6% nach aseptischen Eingriffen.

Die Literatur zu Erfahrungen der Hüftendoprothetik ist umfangreich (Tabelle 165).

Tabelle 165. Literatur über Hüftendoprothetik

Autoren	Fallzahl (n)	Frühinfekte (%)
Bauer u. Jopp (1974), oberflächliche Frühinfekte	223	0,45
Knapp et al. (1975)	1083	0,74
Beck (1977)	5000	0,14
Köster et al. (1983)	250	1,6
Schreiber (1983)	3266	1,8
Schuckmann (1983)	370	0,6
Ziegert (1983)	635	0,47
Dustmann u. Godolias (1984), Schalenprothesen nach Wagner	260	0,8
Heisel et al. (1984), ohne Antibiotikaprophylaxe	319	3,8
Mittelmeier (1984), Autophorplastiken mit Antibiotikaprophylaxe	384	0,8
Lücke u. Ochsner (1984):		
60–70 Jahre	200	1
Über 75 Jahre	200	1,5
Zimmermann (1984):		
Tiefe Infekte	96	2,1
Oberflächliche Infekte	96	4,2

4.13 Komplikationen: operationstechnische Komplikationen und Refrakturen

Als Ursachen operationstechnischer Komplikationen können aufgezeigt werden:

1. Mängel in der Wahl der Implantate,
2. Fehler in der Anwendung, d.h. Indikation und Operationstechnik,
3. Mißerfolge, die zunächst ohne erkennbare Fehler auftreten (Vecsei et al. 1983).

Auch bei korrekter Durchführung der Eingriffe ist bei der Implantation verschiedener metallischer Osteosynthesemittel die Änderung der Beanspruchbarkeit des Knochens infolge Veränderung der herrschenden inneren Spannungen durch belastungsunabhängige Faktoren zu berücksichtigen (Leitz 1968).

Auf die besondere Kausalkette: Instabilität, Schwellung, Mangeldurchblutung, Weichteilschaden mit der Folge des Infekts weisen Faensen et al. (1982) hin.

Bei bereits aufgetretener Osteosynthesekomplikation legen wir auf eine rasche operative endgültige Korrektur Wert (26 von 29 operationstechnischen bzw. Osteosynthesekomplikationen wurden einem Wiederholungseingriff zugeführt). Spätrekonstruktive Eingriffe können so auf ein Minimum gesenkt werden (Walter u. Holz 1985). Gleiches Vorgehen beschreiben Gerngroß et al. (1983) bei 24 Osteosynthesekomplikationen, wobei alle reoperiert wurden. Refrakturen traten — wie in unserem Krankengut — nur bei Patienten auf, die entgegen der Anordnung sofort belasteten.

4.14 Zusammenfassende Diskussion und Schlußfolgerungen

In der vorliegenden Arbeit werden alle zwischen dem 1.1.1979 und 31.12.1983 aufgetretenen Komplikationen der Unfallchirurgischen Klinik des Allgemeinen Krankenhauses St. Georg, Hamburg, zusammengestellt. Trotz der Bemühung um Vollständigkeit läßt sich nicht ausschließen, daß einige dokumantationswürdige Fälle nicht registriert wurden.

Die Zahl der Dekubituspatienten ist in unserer Studie z. B. niedrig. Andererseits sind die Liegezeiten in unserem Akutkrankenhaus kurz, und die frühzeitige Verlegung in Rehabilitations- oder Pflegeeinheiten ist die Regel, so daß es zur Ausbildung der entsprechenden Komplikationen im Beobachtungszeitraum nicht mehr kommt.

1. Eine Verschiebung zur operativen Versorgung schwerer Verletzungen und Mehrfachverletzter hat stattgefunden. Ein Vergleich der operativen Leistung 1979 bis 1983 mit den folgenden Jahren sollte diesen Trend verdeutlichen.
2. Arbeiten aus dem Gebiet der Unfallchirurgie, die zu Thromboseraten und Lungenembolien bei jüngeren Patienten (unter 40 Jahre) Stellung nehmen, liegen nicht vor. Da in unserer Studie die Betroffenen am Kniegelenk in Blutsperre operiert wurden und nach dem 31.12.1983 erneut parallele Fälle dokumentiert werden mußten, sollte hier der Frage des Einflusses der vorübergehenden venösen Stauung durch den Manschettendruck nachgegangen werden. Zwischenzeitlich wurde die Handhabung dahingehend erweitert, daß Patienten bei Operationen der unteren Extremität in Blutsperre Heparin i.v. in einer Dauerinfusion unmittelbar präoperativ vor Anlage des Manschettendruck erhalten. Die i.v.-Gabe von 10000 IE Heparin pro 24 h bei einem Körpergewicht kleiner als 85 kg und die i.v.-Gabe von 15000 IE Heparin pro 24 h bei einem Körpergewicht größer als 85 kg erfolgt für 3 Tage.

Weitergehend stellt sich die Frage der Einführung des Radiofibrinogentests als nicht-invasives und zur frühzeitigen Diagnosesicherung geeignetes Verfahren.

3. Zwischen dem 1.1.1979 und dem 31.12.1983 beobachteten wir 29 Nervenläsionen als Druckschädigung an 24 Patienten und 22 direkt operationsbedingte Nervenschädigungen. Nur in einem Fall war die Komplikation bis zur Entlassung vollständig zurückgebildet. Verlauf und Schicksal der 50 Nervenläsionen bleiben z.T. unbekannt. Hier liegt die Anregung zu einem Nachuntersuchungsprogramm einschl. fachneurologischer Kontrolle.

4. 43,5% der tiefen Infekte konnten bis zur Entlassung nicht als geheilt angesehen werden. Dem Schicksal dieser Fälle und der weiteren bis zum heutigen Zeitpunkt aufgetretenen nachzugehen, wird Aufgabe einer Nachuntersuchung sein.

5. Um über Behandlung, Komplikationen und Prognose Schwerstverletzter weitere Erkenntnisse zu erhalten, ist sowohl mit einer retrospektiven als auch mit einer prospektiven Studie über das Polytrauma begonnen worden.

5 Zusammenfassung

In der vorliegenden Arbeit wurden alle zwischen dem 1.1.1979 und dem 31.12.1983 aufgetretenen Komplikationen von Patienten der Abteilung für Unfallchirurgie, Wiederherstellungs- und Handchirurgie des Allgemeinen Krankenhauses St. Georg Hamburg dargestellt und analysiert.

Zur direkten Kontrolle wird eine wöchentliche Komplikationsbesprechung und -dokumentation durchgeführt.

Hierauf basiert die retrospektive Beurteilung aller Komplikationen durch die vorliegende Studie.

Die computergestützte Auswertung der Daten erfolgte mit Hilfe eigens erstellter Programme in der Programmiersprache Makro 11 Assembler-Syntax auf der Anlage 11/45 von Digital Equipment unter dem dem Betriebssystem RSX 11 M 3,2.

Zur Bewertung gehört die Darstellung der klinischen Organisationstruktur und der operativen Leistung im Untersuchungszeitraum.

In der Studie werden 649 Komplikationen bei 402 Patienten erfaßt. Im betrachteten Zeitraum wurden insgesamt 14682 operative Eingriffe vorgenommen.

Die jährliche Komplikationsrate ist mit 4% konstant geblieben. Die vorgefundenen Komplikationen werden zu den durchgeführten Operationen und den bestehenden Risikofaktoren ins Verhältnis gesetzt. Weiterhin wird das Ineinandergreifen und die wechselseitige Beeinflussung der einzelnen Faktoren analysiert.

Die Ergebnisse der eigenen Untersuchung haben — auch unter Berücksichtigung der vorhandenen Literatur — zu wesentlichen Änderungen in unserem klinischen Handeln geführt.

Mit den dargelegten Möglichkeiten der Komplikationsvorhersage kann die Konstellation von individuellen Risikofaktoren und Operationen zur Auswahl geeigneter Vorsorgemaßnahmen herangezogen werden.

Literaturverzeichnis

Awender R, Henzler S (1977) Traumatische Arterienverletzungen der unteren Extremitäten. Med. Welt 28:847–849

Bartels O (1979) Therapie der tiefen Beinvenen-Thrombose und Lungenembolie. Fortschr Med 97:1295–1300

Bauer R, Jopp M (1974) Resultate der totalen Hüftendoprothesen. Arch Orthop Unfallchir 78:325–335

Beck H (1977) Infektionen nach Alloplastik der Hüfte. Chirurg 48/1:17–21

Bergqvist D, Efsing HO, Hallböök T, Lindblad B (1980) Prevention of postoperativ thromboembolic complications. A prospective comparison between dextran 70, dihydroergotamin heparin and a sulphated polysaccarid. Acta Chir Scand 146:559–568

Birrer L (1977) Art, Häufigkeit und Bedeutung der Komplikationen in einem orthopädisch-traumatologischen Krankengut. Orthopäde 6:180–185

Blümlein H, Arens W (1973) Bakteriologische Untersuchungen über Infektionen bei Anwendung des Redon-Jost-Systems in der Unfallchirurgie. Aktuel Traumatol 3:285–287

Böhler L (1964) Gegen die operative Behandlung von frischen Oberarmschaftbrüchen. Langenbecks Arch Chir (Kongreßbericht) 308:465–476

Boitzy A, Zimmermann H (1969) Komplikationen bei Totalendoprothesen der Hüfte. Arch Orthop Unfallchir 66:192–200

Borst RH, Wolf H (1976) Rasche i.v. Injektion einer hohen Initialdosis Streptokinase zur Therapie der fulminanten Lungenembolie. Anaesthesist 25:398–401

Braunsdorf M, Konradt J (1976) Komplikationen und Fehler bei der Hemialloarthroplastik der Hüfte. Zentralbl Chir 101:6:351–359

Brug E, Beck H, Dettenkofer K (1975) Behandlungsergebnisse bei 334 Bündelnagelungen des Unterschenkels. Chirurg 46:117–120

Bruner JM (1970) Time, pressure and temperature factors in the safe use of the tourniquet. Hand 2:39–42

Buchholz HW (1973) Das künstliche Hüftgelenk, Modell St. Georg. In: Cotta H, Schulitz KP (Hrsg) Der totale Hüftgelenksersatz. Thieme, Stuttgart

Burri C (1973) Die Problematik des Cava-Katheters. Fresenius Wiss. Informat. 162:193

Burri C (1975) Der Katheterismus der Vena cava. Laboratorien Hausmann, St. Gallen

Burri C (1979) Posttraumatische Osteitis, 2. Aufl. Huber, Bern

Buttermann G, Haluszczynskim I, Theisinger W, Pabst HW (1981) Postoperative Thromboembolie-Prophylaxe mit reduziertem low-dose-Heparin-Anteil und Dihydroergotamin in fixer Kombination. Münch Med Wochenschr 123/31:1213–1216

Calderwood JW, Dickie WR (1972) Tourniquet paresis complicating tendon grafting. Hand 4:53–55

Charnley J (1964) A sterile-air operating theatre enclosure. Br J Surg 51:195–206

Christensen S (1967) Humuralshaft fractures, operative and conservative treatment. Acta Chir Scand 133:455–460

Contzen H (1975) Intramedulläre Fragmentfixation beim Weichteilschaden. Langenbecks Arch Klin Chir 339:493–497

Cotta H, Schulitz KP (Hrsg) (1973) Der totale Hüftgelenksersatz. Grundlagenforschung, Indikation, Komplikationen, Ergebnisse und Begutachtung. Thieme, Stuttgart

Cotta H, Schulitz KP, Staedler J (1973) Unsere Erfahrungen mit der Rotationsprothese. In: Cotta H, Schulitz KP (Hrsg) Der totale Hüftgelenksersatz. Thieme, Stuttgart

Dane TEB, King EG (1975) Fatal cardiac tamponade and other mechanical complications of central venous catheters. Br J Surg 62:6–10

Dangel P, Möller O (1977) Hygienische Maßnahmen bei der Intensivbehandlung von intubierten und tracheotomierten Patienten. In: Just OH (Hrsg) Praxis der klinischen Hygiene und Anaesthesie und Intensivpflege. Thieme, Stuttgart, S 27

Daschner F (1978) Prioritäten in der Infektionsprophylaxe auf Intensivtherapiestationen. Infection (Suppl 2) 6:182—190

Daschner F (1981a) Krankenhausinfektion in einem Universitätsklinikum. Dtsch Med Wochenschr 106:101—105

Daschner F (1981b) Antibiotikaprophylaxe — sinnvoll oder sinnlos? Dtsch Med Wochenschr 106:1150—1153

Decoulx P, Ducloux M (1962) Les fractures de la diaphyse humerale. Lyon Chir 58:495—504

Denck H (1986) Indikationen zur Operation bei akuter Bein-Beckenvenenthrombose. Kongreßbericht der Deutschen Gesellschaft für Chirurgie (103), München

Dick W, Glinz W, Henche HR, Ruckstuhl R, Wruhs O, Zollinger H (1978) Komplikationen der Arthroskopie. Arch Orthop Trauma Surg 92:69—73

Dietzel W (1977) Infektionsprophylaxe in der Intensivtherapie durch Patientenwaschungen mit PVD-Jod. Prakt Anaesth 12:318—331

Dupuis G, Glauser MP (1982) Mortalite au cours de 131 episodes de septicemie a gram-negatifs a l'Hopital universitaire de Lausanne. Schweiz Med Wochenschr 112:46—48

Dustmann HO, Godolias G (1984) Erfahrungen mit der Hüftgelenksschalenendoprothese nach Wagner. Indikation, Ergebnisse, Komplikationen. Z Orthop 122/1:106—113

Echterhoff HM, Kottmann UR, Okoye XR, Rohner HG (1981) Ergotismus — eine wichtige Komplikation in der medikamentösen Thromboemobiliprophylaxe. Dtsch Med Wochenschr 106/50:1717—1718

Eimeren W van (1977) Qualitäts-Kontrolle in der Medizin. Münch Med Wochenschr 119:1447—1448

Faensen M, Hahn F, Breyer HG (1982) Technische und indikatorische Fehler als Ursache posttraumatischer Osteitiden. Hefte Unfallheilkd 157:92—99

Feldkamp G (1981) Spezielle Probleme der Thromboseprophylaxe in der Unfallchirurgie. Med Welt 32/30—31:1188—1194

Felsch G (1976) Die Subklaviakatheterisierung in der Intensivmedizin. Anaesthesiol Reanim 1:27—37

Fischer F, Dietz H, Halmagyi M (1966) Klinische Erfahrungen mit dem Vena Cava-Katheter. Anaesth Wiederbeleb 13:163—167

Fletcher DG, Horkins HN (1954) Acute acid ulcer as a complication of major surgery, stress or trauma. Surgery 36:212—226

Fontaine R, Tuchmann L (1964) The role of thrombectomy in deep venous thromboses — indications und results. J Cardiovasc Surg 22:298—312

Friedebold G, Hanslik L, Radloff H, Weigert M, Gerbig W (1973) Ergebnisse der totalen Alloarthroplastik der Hüfte. In: Cotta H, Schulitz KP (Hrsg) Der totale Hüftgelenksersatz. Thieme, Stuttgart

Gabler-Sandberger E (1976) Wirksame Verhütung der Hospitalinfektion. Im Mittelpunkt der Mensch als Ansteckungsquelle, Gefährdeter und Zwischenträger. (Tagungsbericht vom Symposium "Antisepsis, 76" in Limburg/Lahn im Juni 1976). Ärztl Prax 28:3583—3586

Garcia A, Maeck B (1960) Radial nerve injuries in fractures of the shaft of the humerus. Am J Surg 99:625—627

Gerngroß H, Burri C, Mangold B (1983) Lokale Frühkomplikationen nach operativen Eingriffen am Bewegungsapparat. Unfallheilkunde 86/1:1—9

Gronert H-J, Friedebold G (1971) Konservative und operative Indikation bei Oberarmschaftbrüchen unter besonderer Berücksichtigung der Radialisparese. Aktuel Traumatol 1:47—54

Haag R, Tiller FW, Opelt KH, Weidner D (1977) Bedeutung der bakteriellen Kontamination zentraler Venenkatheter für die Entstehung lokaler und allgemeiner infektiöser Komplikationen. Dtsch Gesundheitswesen 32:699—703

Haley RW, Horton TH, Culver DH et al. (1981) Nosocomial infections in U.S. hospital, 1975–1976. Estimated frequency by selected characteristics of patients. Am J Med 70:947–959

Hartel W, Greiner H (1984) Wundinfektionen beim Polytrauma. Gelbe Hefte 24:146–152

Heisel J, Mittelmeier H, Steyns H (1984) Ergebnisse der Infektionsprophylaxe bei Hüftgelenksalloarthroplastik mit Cefamandol. Z Orthop 122/5:723–732

Henrich M (1978) Spezielle Lagebeziehungen und Verletzungsdisposition des Nervus ischiadicus bei hüftchirurgischen Eingriffen. Langenbecks Arch Chir 346:273–281

Höring FO, Pohle HD (1981) Sepsis. In: Bock HE, Gerok W, Hartmann F (Hrsg) Klinik der Gegenwart. Bd 1. Urban & Schwarzenberg, München Wien Baltimore, S 115

Huggler A (1965) Indikation und Wertung der Osteosynthese an der oberen Extremität. Verh Dtsch Orthop Ges 52:265–276

Immich H, Sonnemann E (1984) Heparin-Dihydroergotamin und Heparin: Ein Vergleich der Wirksamkeit und Verträglichkeit beider Verfahren. Klinikarzt 13:763–773

Jansen HH (1972) Postoperative Schäden — aus der Sicht des Pathologen. Verh Dtsch Ges Pathol 56:233–252

Jung W, Fridrich R, Duckert F, Gruber UF (1975) Der Radiofibrinogentest zur Diagnose frischer tiefer Venenthrombosen. Schweiz Med Wochenschr 105:391–398

Kakkar VV (1982) Ergotism and heparin-dihydroergotamine. Lancet II:96–97

Kakkar VV, Spindler J, Flute PT, Corrigan T, Fossard DP, Crellin RQ (1972) Efficacy of low doses of heparin in prevention of deepvein thrombosus after major surgery. Lancet II:101–106

Kakkar VV, Bentley PG, Lawrence D, de Haas HA, Ward VP (1979) Die Prophylaxe der postoperativen Thromboembolie beim Hüftgelenksersatz mit Heparin und Dihydroergotamin. Münch Med Wochenschr 121:1152–1154

Kakkar VV, Fok J, Djazaeri B, Ham R, Fletcher M (1981) Prophylaxis against deep vein thrombosis following total hip replacement using a combination of heparin and dihydroergotamine. Thromb Haemost 46:378

Kleinfeld F, Husfeldt KJ (1979) Periphere arterielle Verletzungen durch Frakturen und Luxationen. Chirurg 50:164–169

Klems H, Nouri Z, Kecskes S, Esdorn H (1981) Das Reinfeldverfahren zur lokalen Keimreduzierung in Operationsräumen. Unfallchirurgie 7/4:215–220

Knapp U, Holz U (1976) Bakterielle Kontamination der Operationswunden im konventionellen Operationsraum. Aktuel Traumatol 6:99–103

Knapp U, Sander J, Vieweg K (1975) Bakteriologische Untersuchungen an Redon-Saugdrainagen in der Unfallchirurgie. Dtsch Med Wochenschr 100:10–13

Köpcke W, Daschner F, Marget W, van Eimeren W (1976) Maßnahmen gegen Hospitalinfektionen. Med Klin 71/24:1057–1061

Köster D, Kasch J, Golle B (1983) Komplikationen bei Endoprothesenoperationen aus der Sicht einer Bezirksklinik. Beitr Orthop Traumatol 30/11:600

Kohn P, Zekert F, Vormittag E, Havelex L (1974) Die tödliche Lungenembolie in der Allgemeinchirurgie, Häufigkeit, Risikofaktoren, Diagnostik. Acta Chir Austr 6:122–129

Kolb E (1972) Embolien. In: Frey R, Hügin W, Mayrhofer O (Hrsg) Lehrbuch der Anaesthesiologie, Reanimation und Intensivtherapie. 3. Aufl. Springer, Berlin Heidelberg New York, S 528–541

Konold P, Ullmann U, Schrader C-P, Kieninger G (1974) Klinische und bakteriologische Beobachtungen bei intravenös eingeführten Kathetern. Dtsch Med Wochenschr 99:1009–1013

Kopp P (1984) Voraussetzungen zur interkurrenten Komplikationsdichte und deren prognostischer Stellenwert bei Alterspatienten mit hüftgelenksnaher Femurfraktur. ZFA 39/6:337–345

Kubiena K (1975) Iatrogene Gefäßschäden. In: Judmaier F (Hrsg) Iatrogene Gefäßschäden. Rekonstruktive Venenchirurgie. Experimentelle Gefäßchirurgie. Karger, Basel München Paris London New York Sydney, S 58–60

186

Kuster B, Gruber UF (1984) Wert von Heparin-Dihydergot zur Prophylaxe thromboembolischer Komplikationen. Schweiz Med Wochenschr 114/10:322–332

Lais E (1984) Perioperative Antibiotikatherapie – Klinische Erfahrungen mit einer Kombination von Mezlocillin/Sisomicin in der Unfallchirurgie. Unfallchirurgie 10/4:168–172

Lang G (1983) Seltene Gefäßkomplikationen bei Hüftendoprothese. Beitr Orthop Traumatol 30/11:588

Lasch HG (1979) Der septische Schock – Klinik und Therapie. Med Welt 30/16:591–595

Leitz G (1968) Typische Komplikationen und Osteosynthesen und ihre mechanischen Ursachen. Arch Orthop Unfallchir 64:285–297

Lerf B, Glinz W (1977) Sepsis bei der Intensivtherapie von Schwerstverletzten. Helv Chir Acta 44:561–564

Leven B, Hoffmann G (1973) Lokalisation und Prognose iatrogener Nervenläsionen. Münch Med Wochenschr 115:1956–1958

Lob A (1973) Verletzungen der Nervengeflechte und der peripheren Nerven. In: Lob A (Hrsg) Handbuch der Unfallbegutachtung, Bd 3. Enke, Stuttgart, S 227–437

Lode H, Harnoß CM, Fangmann B, Loehr A, Wagner J (1983) Sepsis-Ätiologie, Epidemiologie, Klinik und Prognose bei 446 Patienten. Dtsch Med Wochenschr 108:1908–1914

Luecke R, Ochsner PE (1984) Frühkomplikationsrate nach Hüfttotalprothesen in Abhängigkeit vom Operationsalter. Schweiz Rundsch Med Prax 73/21:671–674

Mathias K (1976) Fehllagen von Venenkathetern. Ihre Vermeidung und Korrektur. Dtsch Med Wochenschr 101:612–614

Matter P (1970) Grundsätzliche Indikationsfehler bei offenen Frakturen. 87. Tagung der Deutschen Gesellschaft für Chirurgie in München vom 01.–04.04.70. Münch Med Wochenschr 112:924–925

Mayer W, Andrassy G, Völter D (1967) Zur Behandlung der Oberarmschaftbrüche. Med Welt 18:2869–2871

Meinecke FW (1964) Konservative und operative Behandlung von Druckgeschwüren im Rahmen der Rehabilitation Querschnittsgelähmter. Hefte Unfallkeilkd 78:281–285

Mellander S, Nordenfelt I (1970) Comparative effects of dihydroergotamine and novadrenaline on resistance, exchange and capacitance functions in the peripheral circulation. Clin Sci 39:183–201

Michel MT, Priem CC (1981) Positive blood culture in a University Hospital in the Netherlands. Infection 9:283–289

Mittelmeier H (1984) Hüftgelenksersatz bei jungen Menschen. Z Orthop 122/1:20–26

Mobin-Uddin K, McLean R, Bolooki H, Jude James R (1969) Caval interruption for prevention of pulmonary embolism. Arch Surg 99:711–715

Morris WT, Hardy AE (1981) The effect of dihydroergotamine and heparin on the incidence of thromboembolic complications following total hip replacement. A randomized controlled clinical trial. Br J Surg 68:301–303

Mühe E, Burghardt K-H, Kolb W, Strobel G (1975) Eine neue Methode zur Prophylaxe postoperativer Venenthrombosen. Klinikarzt 4/3:88–92

Müller J, Trübestein G (1982) Fibrinolyse heute: Therapie mit Urokinase und Streptokinase. Gelbe Hefte 22:60–68

Muhr G (1982) Rettungswesen – Rettungsunwesen. Aus der Sicht der Unfallchirurgen. Langenbecks Arch Chir 358:447–450

Nachbur B (1970) Venen-Chirurgie. In: Klappert A (Hrsg) Lehrbuch und Atlas der Angiologie, 5. Aufl. Huber, Bern Stuttgart Wien, S 467–476

Nast-Kolb D, Schweiberer L, Betz A, Wilker D, Habemeyer P (1985) Die operative Versorgung der Humerusschaftfraktur. Unfallchirurg 88:500–504

Negus D, Cox SJ, Friedgood A, Peel AL, Wells BW (1980) Ultra-low dose intravenous heparin in the prevention of postoperative deep-vein thrombosis. Lancet I:891–894

Pampus I, Backhausen F (1977) Druckgeschwüre: Verhütung und Behandlung in Praxis und Krankenhaus. Dtsch Ärztebl 6:349–354

Panning B (1973) Radialisparesen nach Humerusfrakturen. Arch Orthop Unfallchir 75:324–351

Parks BJ (1973) Postoperative peripheral neuropathies. Surgery 74:348—357

Piger A (1976) Zwischenfall Gefäßläsion. Wie kann die Restitutionsrate erhöht werden? Ärztl Prax 28:3447—3449

Plaue R, Hinz P (1971) Infektion nach orthopädischen Operationen. Arch Orthop Unfallchir 70:298—303

Polterauer P, Kohn P, Thien M, Vormittag E, Zedert F (1978) Tödliche Lungenembolie in der Traumatologie. Unfallheilkunde 81:469—474

Probst J (1977) Häufigkeit der Osteomyelitis nach Osteosynthesen. Chirurg 48:6—11

Raberger G, Schwarz M, Benke T, Kraupp O (1981) Die Wirkung von Dihydroergotamin auf den großen und kleinen Kreislauf. In: Tscherne H, Deutsch E (Hrsg) Postoperative Thromboembolie-Prophylaxe aus aktueller Sicht. Thieme, Stuttgart New York

Rahmer H, Lüders K, Sebold H et al. (1975) Zur Indikationsstellung und Therapie akuter Bein- und Beckenvenenthrombosen unter Berücksichtigung der Thrombolyse und Thrombektomie. Phlebol Protokol 4:247—252

Rickert H, Pauschinger P (1967) Die Beeinflussung des peripheren Venentonus durch Dihydergot. Ärzt Forsch 21:99—101

Rösch J, Dotter CT, Seaman AJ (1976) Healing of deep venous thrombosis: Venographic findings in a randomized study comparing streptokinase and heparin. AJR 127:553—558

Rojczyk M, Malottke R (1979) Untersuchungen über den Einfluß einer Antibiotikaprophylaxe bei der Behandlung offener Frakturen. Hefte Unfallheilkd 138:355—357

Rubovsky S (1977) Neurologische Komplikationen nach Hüfttotalendoprothesen. Aktuel Traumatol 7:303—310

Rudolph H, Gärtner J (1986) Hautschäden nach der Verwendung von Blutleeremanschetten und Desinfektionsmitteln. Langenbecks Arch Chir 369:808

Rueff FL, Pelzl H (1967) Zur Behandlung der Oberarmschaftbrüche. Chirurg 1:17—19

Rueff FL, Hauer G, Wilhelm K (1972) Komplikationen und Fehlergebnisse nach Osteosynthesen am Oberarm. Arch Orthop Unfallchir 73:327—335

Rüter A, Burri C, Gerngroß H (1981) Intraoperative Frühkomplikationen bei operativer Behandlung von 5763 Frakturen. Hefte Unfallheilkd 153:146—150

Rummel W (1982) Komplikationsgefahr bei Heparin-Dihydergot. Dtsch Ärztebl 49:32—33

Sailer R, Boettcher I, Kovacicek S (1969) Beitrag zur Behandlung der Oberarmbrüche des Erwachsenen. Chirurg 5:221—223

Sarmiento A, Latta LL (1981) Closed functional treatment of fractures. Springer, Berlin Heidelberg New York, p 437

Schaaf D, Weber H, Gutzer HJ (1980) Beitrag über iatrogene Gefäßleiden bei Operationen im Kniegelenksbereich. Chirurg 51:235—240

Schega W (1980) Qualitätssicherung in der Chirurgie. Therapiewoche 30:57—61

Schega W (1984) Qualitätssicherung in der Medizin — Ein Beitrag der Chirurgie. Dtsch Med Wochenschr 109:43—45

Schmutzler R (1976) Indikationen und Erfolgsaussichten bei der Behandlung von tiefen Venenthrombosen mit Fibrinolytika und Antikoagulantien unter besonderer Berücksichtigung von Nebenwirkungen und Komplikationen. Therapiewoche 26/15:2397—2404

Schreiber A (1983) 20 Jahre Erfahrung mit der Hüfttotalendoprothese (1962—1982) unter Berücksichtigung der Komplikationen. Beitr Orthop Traumatol 30:599—600

Schreinlechner P (1982) Infekthäufigkeit nach Plattenosteosynthesen offener Unterschenkelfrakturen. Hefte Unfallheilkd 157:86—89

Schuckmann W (1983) Die Frühinfektion der Alloarthroplastik des Hüftgelenkes. Beitr Orthop Traumatol 30/11:581

Schwarz N (1981) Die Wundinfektion in der Unfallchirurgie. Unfallheilkd 84/6:246—249

Schweiberer L, Lindemann M (1973) Infektionen nach Marknagelung. Chirurg 44:542—548

Schweiberer L, Poeplau P, Gräber S (1977) Plattenosteosynthese bei Oberarmschaftfrakturen. Unfallheilkunde 80:231—235

Schweikert C-H (1973) Postoperative Knocheninfektionen nach Nagelungen und Fremdkörperimplantationen. Langenbecks Arch Chir 334:515—520

Shaw JL, Sakellarides H (1967) Radial nerve paralysis associated with fractures of the humerus. A review of 45 cases. J Bone Joint Surg (Am) 49:899–902

Shaw D, Doig M, Douglas D (1973) Is airborne infection in operating-theatres an important cause of wound infection in general surgery? Lancet I:17–20

Siegenthaler W, Lüthy K, Vetter H, Siegenthaler G (1972) Diagnostik und Therapie der Septikämien. Schweiz Med Wochenschr 102:593–605

Spilker D, Kilian J, Ahnefeld FW (1976) Diagnostik und Therapie des septischen Schocks in der Intensivtherapie. In: Int. Symp. "Der septische Schock". Egermann, Wien

Stöhr M (1976) Lagerungsbedingte Armplexusparesen in Narkose. Anaesthesist 25:532–535

Stöhr M (1980) Iatrogene Nervenläsionen. Injektion. Operation. Lagerung. Strahlentherapie. Thieme, Stuttgart New York

Stöhr M, Schumm F, Bauer HL, Eck T (1975) Nervenläsionen beim totalen Hüftgelenksersatz und anderen Operationen am Hüftgelenk. Dtsch Med Wochenschr 100:1368–1375

Tachdjian MO, Compere EL (1957) Postoperative wound infections in orthopaedic surgery. Evaluation of prophylactic antibiotics. J Int Coll Surg 28:797–805

Theiss W, Kriessmann A, Wirtzfeld A (1980) Fibrinolytische Therapie tiefer Venenthrombosen. Dtsch Med Wochenschr 105:243–246

Tilsner V (1980) Konservative Behandlung tiefer Beinvenenthrombosen. Dtsch Med Wochenschr 105/4.112–113

Trübestein G, Glänzer K, Etzel F (1978) Die fibrinolytische Therapie der tiefen Venenthrombose. Therapiewoche 28:7886–7902

Tscherne H, Trentz O (1977) Mehrfachverletzungen. In: Heberer G, Köle WK, Tscherne H (Hrsg) Lehrbuch der Chirurgie. Springer, Berlin Heidelberg New York

Tscherne H, Westermann K, Trentz O, Pretschner P, Mellmann J (1978) Thromboembolische Komplikationen und ihre Prophylaxe beim Hüftgelenksersatz. Unfallheilkunde 81:178–187

Van den Berg E, Rumpf K-D, Fröhlich H, Walterbusch G, Müller-Vahl R, Reilmann H, Graen J (1982) Vascular spasm during thromboembolism prophylaxis with heparindihydroergotamine. Lancet II:268–269

Vecsei V, Mockwitz J, Boerner M, Wruhs O (1983) Fehlerhafte Technik und Komplikationen. Hefte Unfallheilkd 161:143–153

Vick J (1967) Radialislähmung infolge Oberarmschaftbruches. Zentralbl Chir 37:2535–2537

Volles E, Gressner P, Dahlmann W, Prill A, Saluncu N (1969) Der Vena-Subclavia-Katheter. Dtsch Med Wochenschr 94:2682–2685

Vollmar J (1968) Iatrogene Gefäßverletzungen in der Chirurgie. Langenbecks Arch Chir 322:335–339

Voorhoeve A, Sternemann HO (1973) Über die Gefahren der operativen Behandlung des Oberarmschaftbruches. Arch Orthop Unfallchir 75:202–211

Voss EU, Hutschenreiter S (1986) Operative Therapie der Becken-Beinvenenthrombose. Langenbecks Arch Chir 369:595–597

Wahle H, Schrudde J, Olivari N (1971) Zur konservativen und operativen Behandlung von Druckgeschwüren bei Paraplegikern. Fortschr Neurol Psychiatr 39/12:653–667

Wallraf R, Wissing H (1982) Infektraten nach primärer und sekundärer Osteosynthese geschlossener Frakturen bei Polytraumatisierten. Hefte Unfallheilkd 157:91–92

Walter E, Holz U (1985) Rekonstruktive Eingriffe nach Femurfrakturen. Aktuel Traumatol 15:17–24

Wanner HU (1970) Untersuchungen über den Keimgehalt in der Luft von Operationssälen. Zentralbl Bakteriol Mikrobiol Hyg (A) 212:354

Weber U, Schoendorf TH, Rettig H (1984) Antithrombin III in der Hüftchirurgie. Z Orthop 122/1:16–19

Weigand H, Sarfet D, Schweikert C-H, Walde HJ (1978) Die reine traumatische Hüftluxation des Erwachsenen. Analyse von 24 nachuntersuchten Fällen. Unfallheilkunde 81:20–27

Weigert M, Friedebold G, Klems H (1971) Fehler und Gefahren bei totalem Hüftgelenksersatz. Z Orthop 109:659−675

Witt J, Brosche B, Flad H, Hasler K (1981) Klinische Relevanz der Bestimmung des antikoagulatorisch wirksamen Heparin-Antithrombin-III-Komplexes. In: Blümel G, Haas S (Hrsg) Mikrozirkulation und Prostaglandinstoffwechsel. Interaktion von Blutgerinnung und Fibrinolyse. Neues über Fibrinogen, Fibrin und Fibrinkleber. Schattauer, Stuttgart New York, S 403−406

Wolter D (1985) Vorschlag für eine Einteilung von Wirbelsäulenverletzungen. Unfallchirurg 88:481−484

Wulle C (1975) Operative Behandlung lagerungsbedingter Druckschäden des N. fibularis. Münch Med Wochenschr 117:1551−1554

Ziegert D (1983) Infektionsprophylaxe bei Totalendoprothese durch Antibiotika. Beitr Orthop Traumatol 11:583

Zimmermann HG (1984) Operationstaktik in der Unfallchirurgie im höheren Lebensalter: Standardverfahren und Alternativen. Chirurg 55/2:87−94

Sachverzeichnis

Hefte zur

Unfallheilkunde

Beihefte zur Zeitschrift „Der Unfallchirurg". Herausgeber: J. Rehn, L. Schweiberer, H. Tscherne

---

Heft 200: **A. Pannike** (Hrsg.)

5. Deutsch-Österreichisch-Schweizerische Unfalltagung 18.–21. November 1987, Berlin

1988. Etwa 760 Seiten. ISBN 3-540-50085-5.
In Vorbereitung

Heft 199: **V. Bühren, H. Seiler** (Hrsg.)

Aktuelle Aspekte in der arthroskopischen Chirurgie

1988. 120 Abbildungen. X, 203 Seiten.
Broschiert DM 124,–. ISBN 3-540-50073-1

Heft 198: **R. Wolff**

Knochenstabilität nach Kontakt- und Spaltheilung

Eine tierexperimentelle Studie

1988. 11 Abbildungen. Etwa 150 Seiten.
Broschiert DM 75,–. ISBN 3-540-50107-X

Heft 197: **H. Tscherne, M. L. Nerlich** (Hrsg.)

Repositionstechnik bei Frakturen und Luxationen

1988. Etwa 200 Seiten. Broschiert DM 98,–.
ISBN 3-540-50096-0

Heft 196: **A. Biewener, D. Wolter**

Komplikationen in der Unfallchirurgie

Computergestützte Datenanalyse über einen Fünfjahreszeitraum

1988. 23 Abbildungen. Etwa 260 Seiten.
ISBN 3-540-50004-9. In Vorbereitung

Heft 195: **P. Habermeyer, P. Krueger, L. Schweiberer** (Hrsg.)

Verletzungen der Schulterregion

VI. Münchener Innenstadt-Symposium, 16. und 17. September 1987

1988. 162 Abbildungen, 46 Tabellen.
XIV, 300 Seiten. Broschiert DM 156,–.
ISBN 3-540-19316-2.

Heft 194: **S. B. Kessler, L. Schweiberer**

Refrakturen nach operativer Frakturenbehandlung

1988. 75 Abbildungen. XI, 73 Seiten. Broschiert
DM 68,–. ISBN 3-540-19018-X

Heft 193: **I. Scheuer, G. Muhr**

Die Meniskusnaht

Eine sinnvolle Therapie

1988. 40 Abbildungen. VIII, 102 Seiten.
Broschiert DM 78,–. ISBN 3-540-18957-2

Springer-Verlag Berlin
Heidelberg New York London
Paris Tokyo Hong Kong

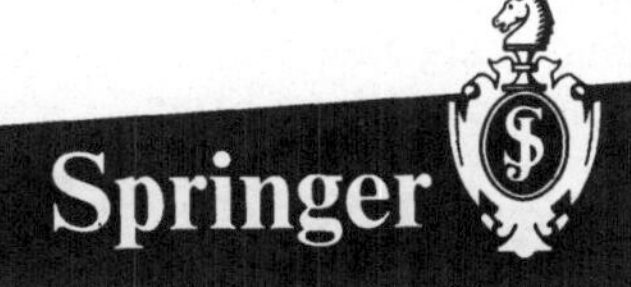

Springer

Hefte zur
Unfallheilkunde

Beihefte zur Zeitschrift „Der Unfallchirurg". Herausgeber: J. Rehn, L. Schweiberer, H. Tscherne

Heft 191: **L. Faupel**

Durchblutungsdynamik autologer Rippen- und Beckenspantransplantate

1988. 38 Abbildungen, 13 Tabellen. VIII, 72 Seiten. Broschiert DM 53,-. ISBN 3-540-18456-2

Heft 190: **J. W. Hanke**

Luxationsfrakturen des oberen Sprunggelenkes

Operative Behandlung und Spätergebnisse

1988. 76 Abbildungen, 16 Tabellen. Etwa 145 Seiten. Broschiert DM 78,-. ISBN 3-540-18225-X

Heft 189: **A. Pannike** (Hrsg.)

50. Jahrestagung der Deutschen Gesellschaft für Unfallheilkunde e. V., 19.–22. November 1986, Berlin

Präsident: H. Cotta
Redigiert von A. Pannike
1987. 486 Abbildungen. LXXV, 1243 Seiten. (In zwei Bänden, die nur zusammen abgegeben werden.) Broschiert DM 348,-. ISBN 3-540-17434-6

Heft 188: **R. Op den Winkel**

Primäre Dickdarmanastomosen bei Peritonitis

Eine Kontraindikation?

1987. 102 Abbildungen. VIII, 122 Seiten. Broschiert DM 98,-. ISBN 3-540-17428-1

Heft 187: **W. Hohenberger**

Postsplenektomie-Infektionen

Klinische und tierexperimentelle Untersuchungen zu Inzidenz, Ätiologie und Prävention

1987. 11 Abbildungen. XI, 112 Seiten. Broschiert DM 46,-. ISBN 3-540-17429-X

Heft 186: **U. P. Schreinlechner** (Hrsg.)

Verletzungen des Schultergelenks

21. Jahrestagung der Österreichischen Gesellschaft für Unfallchirurgie, 3.–5. Oktober 1985, Salzburg
Kongreßbericht im Auftrage des Vorstandes zusammengestellt von U. Schreinlechner
1987. 244 Abbildungen. XX, 487 Seiten. Broschiert DM 198,-. ISBN 3-540-17431-1

Heft 185: **D. Wolter, K.-H. Jungbluth** (Hrsg.)

Wissenschaftliche und klinische Aspekte der Knochentransplantation

1987. 195 Abbildungen, 19 Tabellen. XII, 319 Seiten. Broschiert DM 155,-. ISBN 3-540-17312-9

Heft 184: **C. Feldmeier, M. Pöschl, H. Seesko**

Aseptische Mondbeinnekrose – Knieböck-Erkrankung

1987. 45 Abbildungen, 11 Tabellen. VIII, 78 Seiten. Broschiert DM 68,-. ISBN 3-540-17311-0

Preisänderungen vorbehalten

Springer-Verlag Berlin
Heidelberg New York London
Paris Tokyo Hong Kong

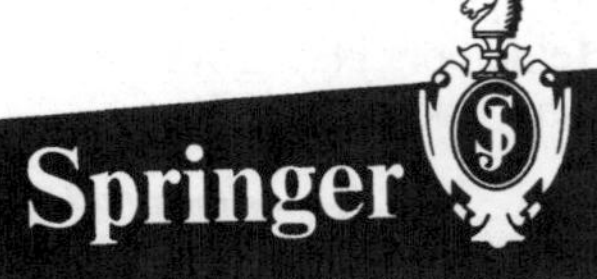